JN252700

人工股関節にちょっと待った！
「びんぼうゆすり」で変形性股関節症は治る！

脚を小刻みに動かすだけで
股関節の激痛が消えて
軟骨が再生した例が続出

共著
久留米大学名誉教授／柳川リハビリテーション病院元名誉院長
井上明生
八代敬仁病院理事長補佐
広松聖夫

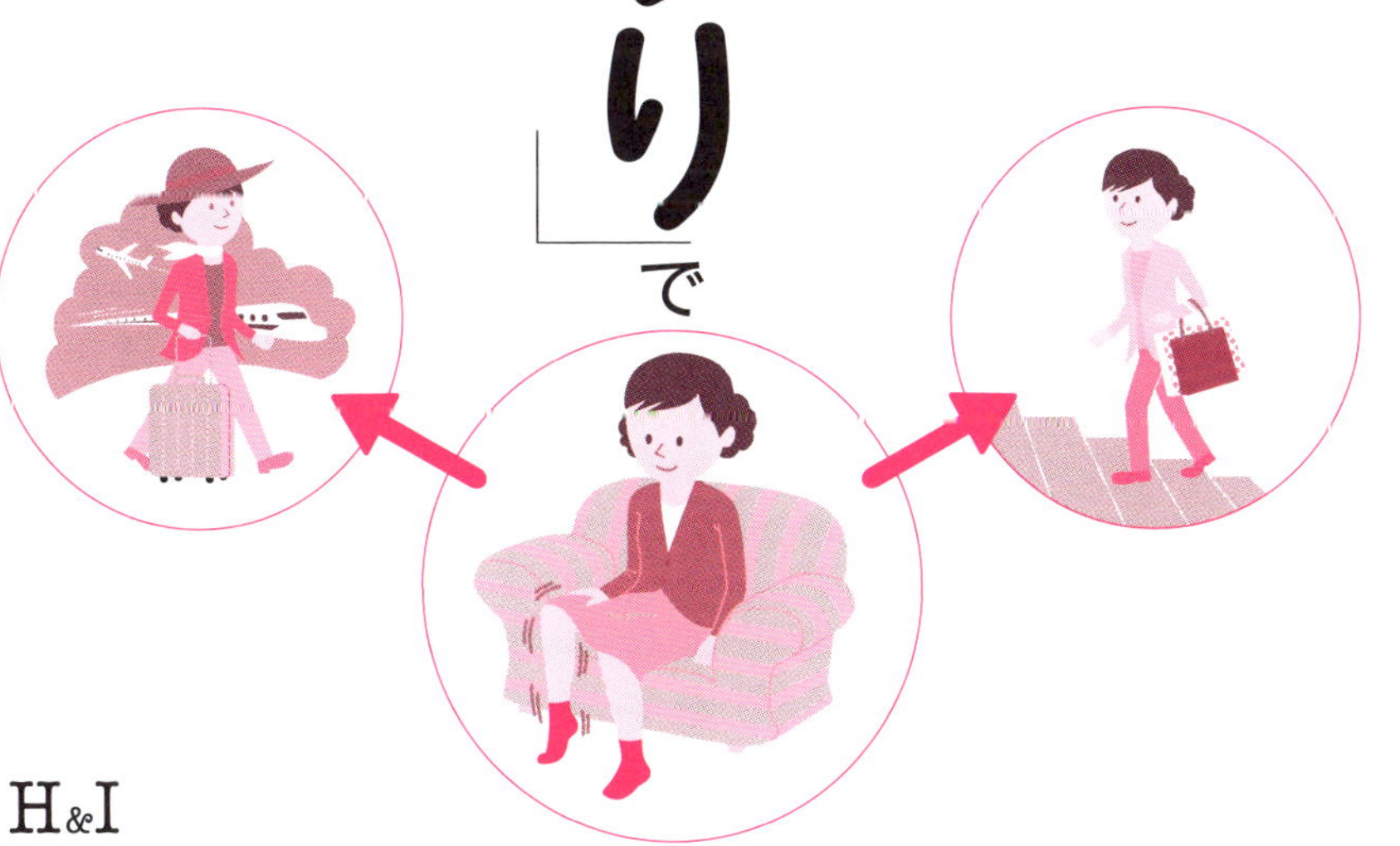

H&I

まえがき ―― 下半身から始まる老化に「びんぼうゆすり」健康法

十数年前まで、私は「びんぼうゆすり」が変形性股関節症の治療に有効であるとは夢にも思っていませんでした。ところが、現在では「びんぼうゆすり」は医療現場で「ジグリング（Jiggling）」と呼ばれ、変形性股関節症の治療に採用されています。そこで本書では、「びんぼうゆすり」ではなく、「ジグリング」という呼び方でお話を進めていきたいと思います。

さらに二十年ほど前までは、変形性股関節症の保存療法（手術に頼らない治療法）として、私も筋トレや水泳・水中歩行を患者さんにすすめていました。しかし、いまでは患者さんが保存療法として筋トレや水泳・水中歩行を行うことを禁止しています。患者さんに指導するのは「ジグリング」と「杖」だけです。私の保存療法の方針が「ジグリング」と「杖」にいたるまでには、医療現場での経験から得られた「ひらめき」がありました。

あるとき、変形性股関節症の手術後、股関節を支える大切な筋肉（外転筋）の付着している太ももの骨の部分（大転子）がうまくくっつかない状態（癒合不全）になり、一年以上にわたって筋力が低下しつづけている患者さんがいました。その患者さんは「医療ミスだ」といい、こちらも「すみません」と謝ったのですが、驚いたのはレントゲン写真をあらためて見直したときでした。なんと変形性股関節症が劇的に改善していたのです。

「外転筋の付着している大転子がうまくくっつかないほうが、むしろ変形性股関節症は改善する。だから、筋肉は鍛えることよりも、緩めることが大切なのではないか」と思いついた瞬間でした。患者さんとのトラブルがなかったとしたら、気づかなかったことかもしれません。

この出来事がきっかけとなって、同じような患者さんの経過を調べてみました。すると驚くべきことに、九〇％以上の人に大幅な改善が見られていたのです。特に、大転子の癒合不全を一年以上放置された患者さんが、十年以上にわたって好成績を維持していました。

「そうか、変形性股関節症は股関節周辺の筋力を緩めたほうがよくなるのか！」——

それに気づいた日の夜は、喜びと感動のあまり、夜もほとんど眠れないほどでした。長い年月、変形性股関節症治療の常識として、世界中の整形外科医に信じられてきた筋肉トレーニング、俗にいう「筋トレ」という治療法に対して、一八〇度「発想の転換」があったのです。それまで一般的に行われてきた治療上の矛盾に対する解答が明快に現れました。

本書では、ジグリングの効果について述べています。ただし、ジグリングだけを行っても、効果が十分に得られるものではありません。変形性股関節症の治療では「股関節に過度の負荷を加えないこと」が大前提だからです。

「老化は下半身から始まる」といわれます。下半身から始まった病気が原因で歩行が困難になって、日常生活を送るのもままならなくなってしまう恐れもあります。

人生の後半生を充実して過ごすためには、股関節やひざなど、丈夫で健康な下半身の支えが欠かせません。変形性股関節症の予防・改善はもちろん、冷え症や脚のむくみの解消など、生活の質を維持・向上させるためにも、本書で紹介する手順に従ってジグリングを試してみてはいかがでしょうか。

「『びんぼうゆすり』が健康にいい!?」――そんな読者の皆さんの驚く顔を想像しながら、本書が少しでもお役に立てば、これ以上の喜びはありません。

井上明生

「びんぼうゆすり」で変形性股関節症は治る！【目次】

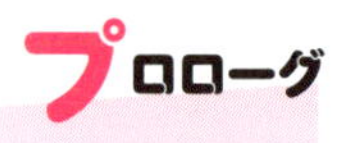

保存療法のかなめとなる治療法「ジグリング」

——股関節のすき間を広げ、長期的に変形性股関節症の症状を改善する

PART 1

身体全体を支える関節「股関節」

——股関節は、関節軟骨というクッションと、関節液という潤滑油のおかげで滑らかに動く

PART 2

日本人に見られる変形性股関節症の原因は「寛骨臼形成不全」「加齢」「過度な負荷」

――関節軟骨がすり減ると、衝撃を吸収する働きが低下して痛みが出る

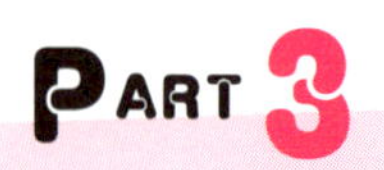

ジグリングの正しいやり方

――すり減った関節軟骨は、ジグリングで栄養を与えて再生させる！

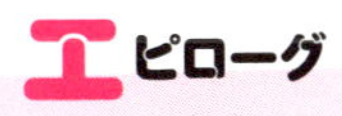

エピローグ

クセになるまで続けたいジグリング
——日常生活で股関節に負荷をかけないよう、心がけてほしいこと

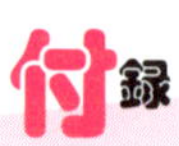

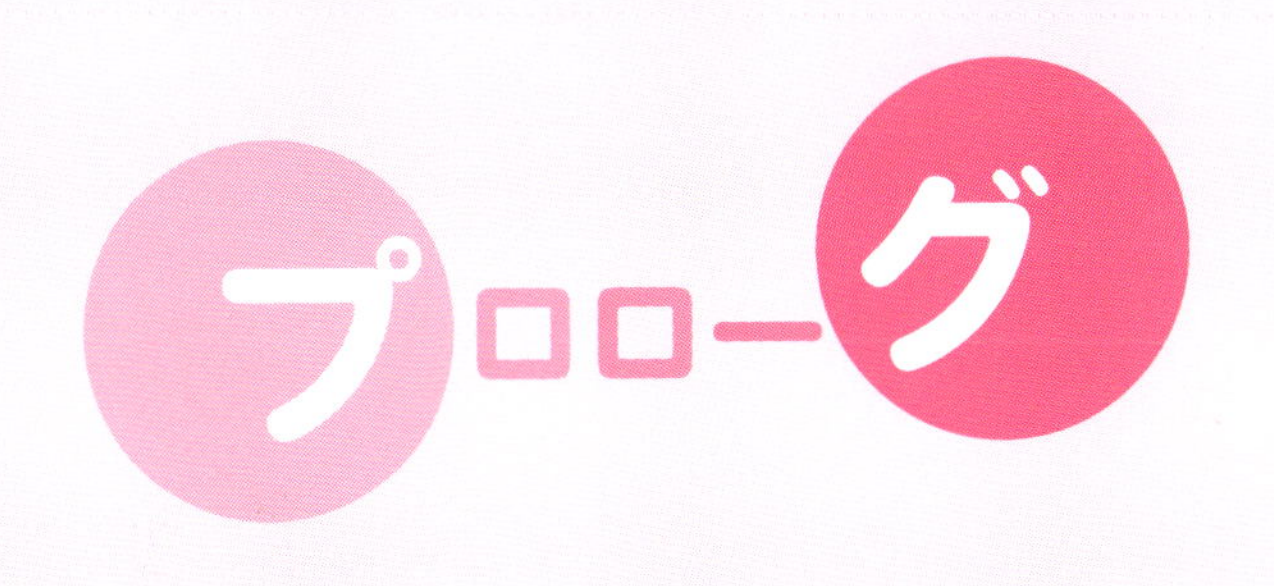

保存療法のかなめとなる治療法「ジグリング」

股関節のすき間を広げ、長期的に変形性股関節症の症状を改善する

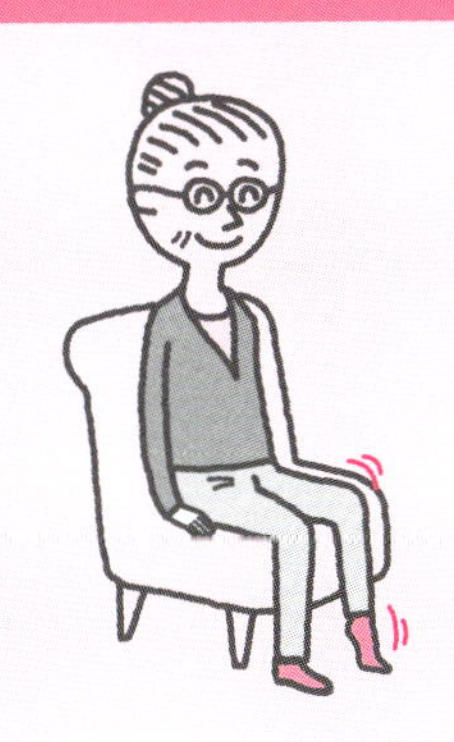

人工関節の手術は股関節の痛みを取るのに有効だが、適応が広がりすぎたことが問題。人工関節に置き換えた股関節は、二度と元の自分の股関節には戻せない……

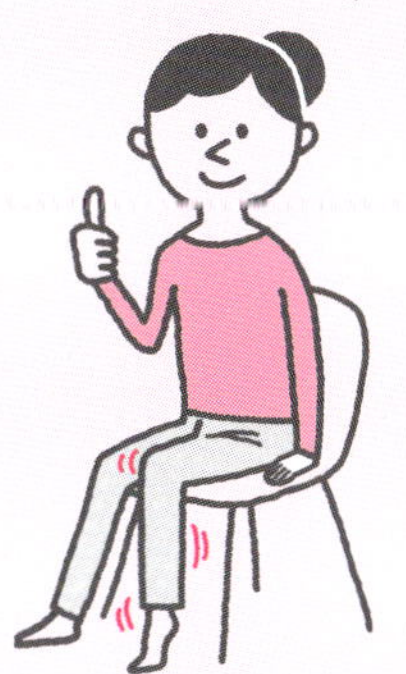

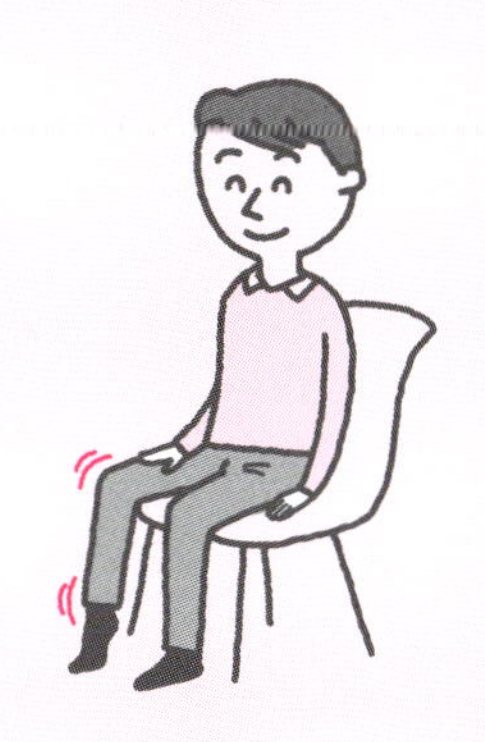

私が推奨する治療法「ジグリング」は老若男女を問わず、誰でも簡単にできる

変形性股関節症に悩む人の多くは「このまま、寝たきりになってしまうのではないか……」と不安を抱くものです。また、症状が比較的軽い場合は「手術をするのはちょっと……」と手術を躊躇される人も多く見受けられます。そこで、老若男女を問わず、誰でも簡単にできる治療法として、私が推奨しているのが「ジグリング（びんぼうゆすり）」です。

これまで、手術に頼らない保存療法によって、変形性股関節症が改善されたことを示すレントゲン写真は、世界的に見ても皆無でした。つまり、変形性股関節症の改善に有効といえる保存療法はなかったのです。

ところが、柳川リハビリテーション病院で、保存療法の一環としてジグリングを積極的に患者さんに実践してもらったところ、すり減った股関節の関節軟骨が再生した改善例が続出したのです。

ジグリングによって関節軟骨が改善した患者さんの中には、年齢が八十歳以上の人

もいます。人間の身体には、それだけの再生能力が備わっているということかもしれません。いままでは、その能力を引き出す方法がなかっただけなのでしょう。それにしても、人間の自己再生能力は素晴らしいものです。

これまで、関節軟骨は極めて再生能力に乏しいと考えられていたため、八十歳以上でも見事に再生できたのは、多くの整形外科医の常識を覆す症例でした。私も、最初はレントゲン写真が信じられず、撮影年月日を間違えていないかどうか、日付を何度も再確認したものです。

八十歳の末期変形性股関節症でもジグリングで見事に軟骨が再生！

では次に、ジグリングによって変形性股関節症の症状が改善した患者さんをご紹介しましょう。

■股関節の関節軟骨が再生し、杖（つえ）が不要になったAさん（七十七歳・女性）

Aさんは左股関節が末期の関節症で、人工関節に置き換える手術を受けるかどうかを検討していました。Aさんも手術を希望されましたが、呼吸器に問題がありました。そのため、麻酔科からリスクが高いといわれ、手術を断念しました。

そこで、Aさんにジグリングをすすめたところ、まもなく痛みが消失。七ヵ月後からは、レントゲン写真に股関節のすき間がはっきりと映り、関節軟骨が再生している様子が確認できるようになったのです。三年後の八十歳のときには、関節のすき間も十分に開いていました（図1―1）。

三年後の診察時、杖もつかずに歩いて来院されたAさんの元気な姿が、とても印象的でした。Aさんは「ジグリングがクセになった」と笑顔で話されていました。

■歩行時に痛みを伴う末期の変形性股関節症が改善し、人工関節の手術を回避できたBさん（八十一歳・女性）

Bさんは長年、右脚のつけ根に違和感があったものの、治療らしい治療を受けずにきました。ところが、三年ほど前から歩行時に右股関節に痛みを感じるまでに悪化。ほかの病院で検査を受けたところ、寛骨臼形成不全（かんこつきゅうけいせいふぜん）（寛骨臼というお椀状の骨盤の骨が浅かったり小さかったりする状態）が認められ、人工関節に置き換える手術をすすめら

図1-1　Aさん（77歳・女性）の改善例

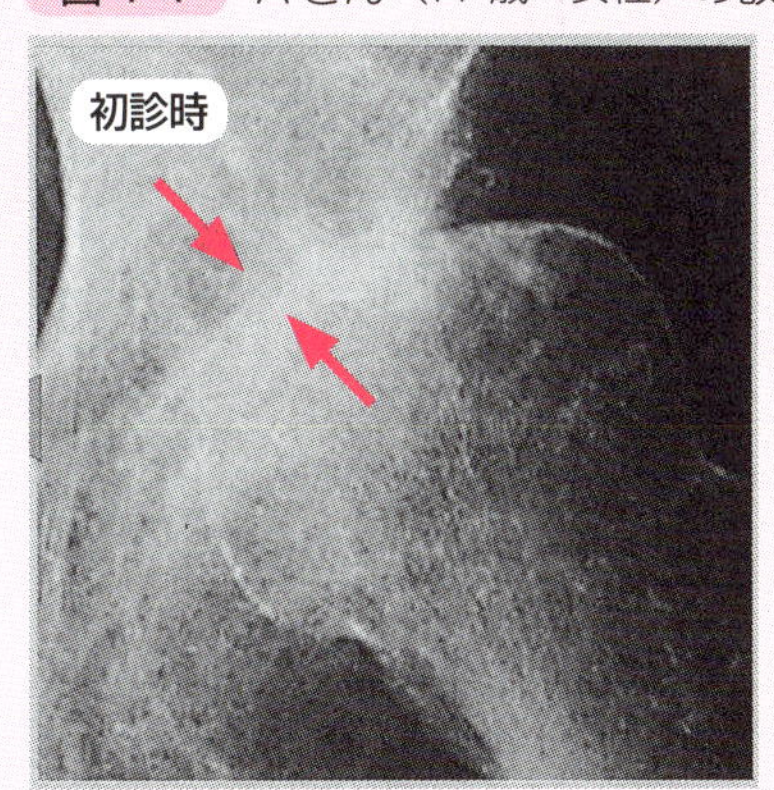

軟骨がすり減り、股関節にすき間がほとんど確認できない

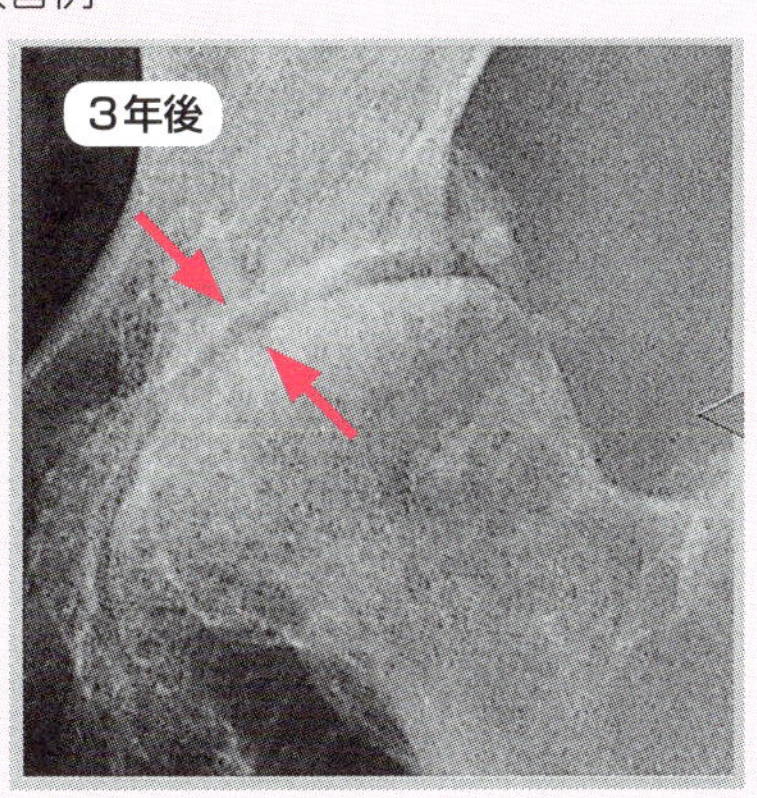

軟骨が十分に再生し、骨盤のお椀状の骨が太ももの骨を覆う面積も増えている

れたといいます（股関節の図は一二三ジペー参照）。

Bさんは人工関節の手術をさけたい一心で変形性股関節症の治療に関する情報を集め、柳川リハビリテーション病院を受診されました。検査の結果、右股関節が末期の変形性股関節症と判明。そこで、ジグリングをすすめました。

股関節の痛みのため、自宅にいることが多かったBさんは、一日百分はジグリングを行ったといいます。すると、徐々に右股関節の痛みが軽減していき、歩行時に痛みを感じなくなるまでに改善。日常生活でも靴下をはくなどの動作が楽にできるようになりました。

二年後に撮影したBさんのレントゲン写

真では、股関節のすき間がはっきりと映り、関節軟骨の再生が確認できるまでに改善したのです（図1—2）。Bさんは右股関節の痛みは多少残っているものの、人工関節の手術をさけることができたと喜んでいました。

■温存手術後に再発した変形性股関節症が改善し、二年後に股関節のすき間がはっきりと確認できたCさん（七十一歳・女性）

Cさんは右股関節が関節症で、四十六歳のときに骨盤の骨を切って股関節の形状をよくする温存手術（キアリ手術）を受けました。手術は無事に終了し、手術後十五年以上、股関節の痛みと無縁の生活を送ってきました。しかしその後、右股関節周辺の痛みが再発し、徐々に悪化していったといいます。

Cさんが七十一歳のときには、右股関節が末期関節症の状態で、痛みも強く、人工関節に置換する手術もやむをえない状況でした。しかし、再度の手術を躊躇されたため、私はCさんにジグリングをすすめました。

Cさんはイスに座る機会があればジグリングを行い、自他ともに認めるほど一生懸命に取り組んだといいます。その結果、股関節周辺の痛みが徐々に軽減。股関節のす

図 1-2　B さん（81 歳・女性）の改善例

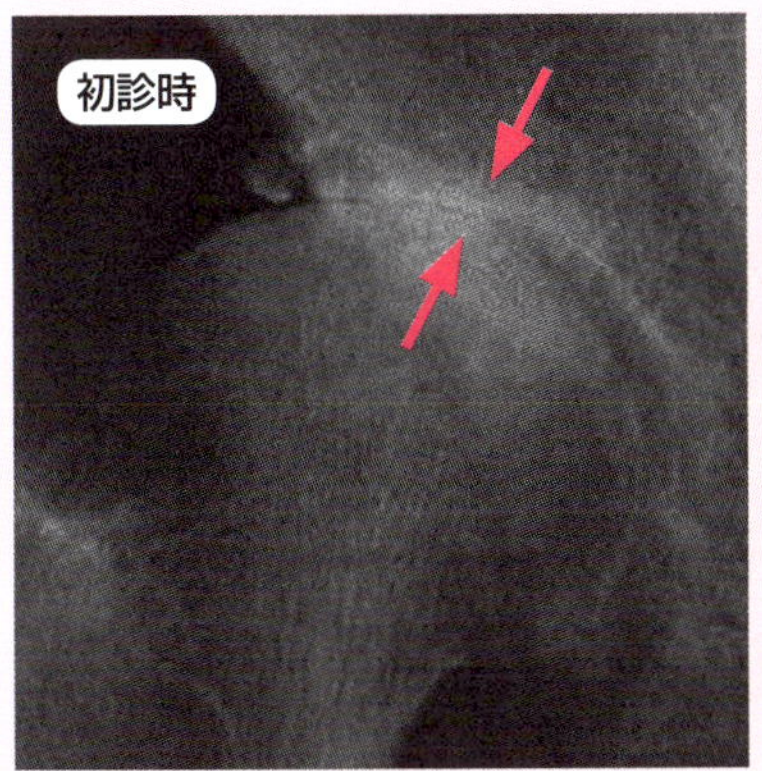

股関節のすき間がほとんどなく、骨と骨の一部が接触した状態になっている

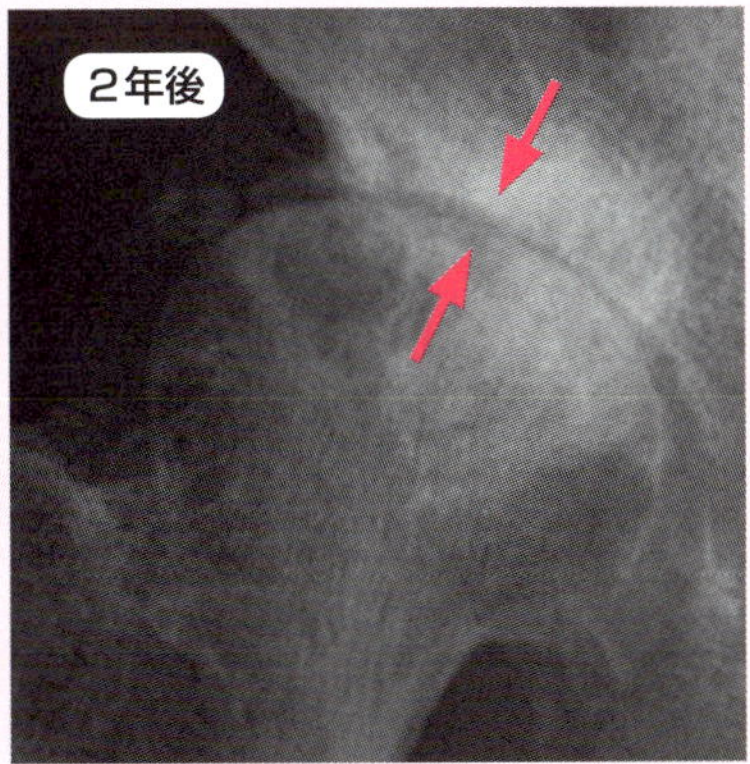

股関節のすき間がはっきりと映り、軟骨が再生していることがわかる

図 1-3　C さん（71 歳・女性）の改善例

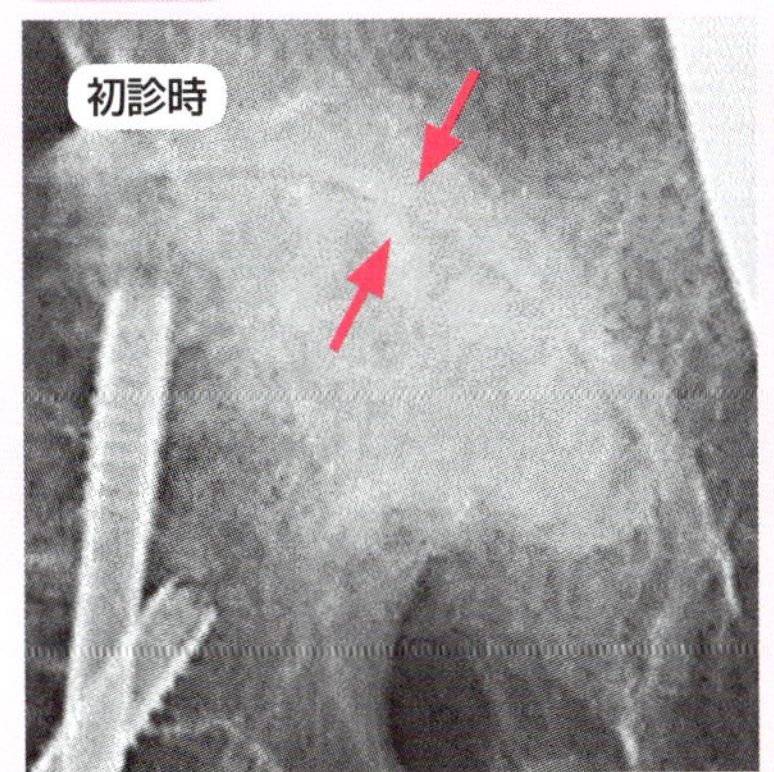

股関節の形状をよくする温存手術後 25 年で末期の股関節症に悪化

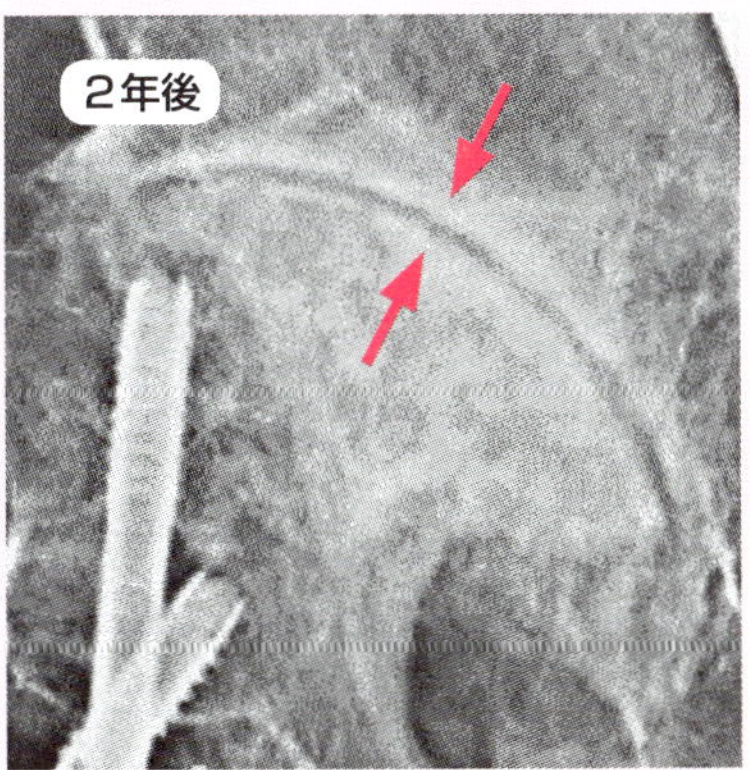

痛みの軽快に伴って股関節のすき間が開きはじめ、軟骨が再生していることがわかる

き間も開きはじめ、二年後に撮影したレントゲン写真では、股関節のすき間がはっきりと映り、関節軟骨の再生が確認できるまでに改善したのです（図1―3）。Cさんは七十三歳になるいまでも人工関節手術を受けることなく、元気に過ごされています。

変形性股関節症治療における希望の光！ジグリングは病気の進行度や年齢を問わずに有効

ジグリングによる変形性股関節症の改善例は、病気の進行度や年齢、温存手術の有無を問わず、枚挙にいとまがありません。ジグリングは従来、キアリ手術という骨盤の骨を切って股関節の形状をよくする温存手術後のリハビリとして行われていました。しかしその後、手術に頼らない保存療法にもジグリングを取り入れたところ、変形性股関節症の改善例が続出したのです。

最近、変形性股関節症の患者さんを治療してきて感じるのは、セカンドオピニオンを求めて受診される人が多くなっていることです。その背景には、多くの整形外科医が安易に人工関節の置換手術をすすめる問題があると思われます。実際、股関節の人工関節置換術の件数は増加傾向にあり、年間五万件以上にも上ります。ここ十年間でおよそ二倍に増え、今後も増加が続くと予想されています。

変形性股関節症に限らず、整形外科を受診される患者さんの訴えで最も多いのは、腰・ひざ・肩などの運動器の「痛み」です。確かに、人工関節置換術は痛みを取るという点では極めて有効な手段であり、「二十世紀、整形外科最高の手術」といわれるくらい、変形性股関節症で悩む患者さんに恩恵をもたらしました。しかし、問題は人工関節の適応が広がりすぎたことです。人工関節に置き換えた股関節は、二度と元の自分の股関節には戻せないことに留意する必要があります。

「移植医療は医療の敗北」――これは、私の医療に対する信念の一つです。すべての移植医療は、臓器を元の状態に治すことができないから行われるのです。

自分の骨を使って治せる初期の変形性股関節症患者さんや、十分に修復力がある若い患者さんにまで「手術後に短期間で痛みを改善できる」「入院期間が短い」といった理由でいとも簡単に人工関節に置き換えられていることに問題があるのです。本来ならば、人工関節に置き換えずにすんだ患者さんがおおぜいいたかもしれないと思うと、私は「何かいい方法はないのか」と考えずにはいられませんでした。

ジグリングは、人工関節の早期導入を回避し、患者さんの治療の選択肢を広げる希望の光です。ジグリングによる変形性股関節症に対する改善効果は、想像をはるかに上回るものでした。ジグリングは、股関節のすき間を広げ、長期的に変形性股関節症の症状を改善させる、保存療法のかなめとなる可能性を秘めた治療法といえるでしょう。

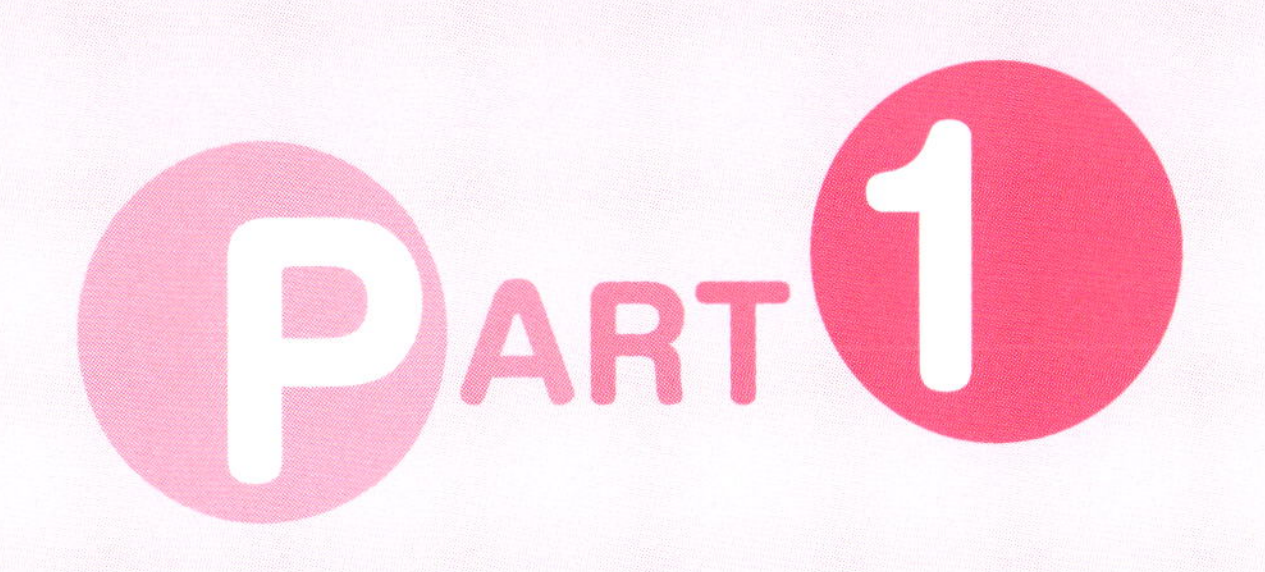

身体全体を支える関節「股関節」

股関節は、関節軟骨というクッションと、関節液という潤滑油のおかげで滑らかに動く

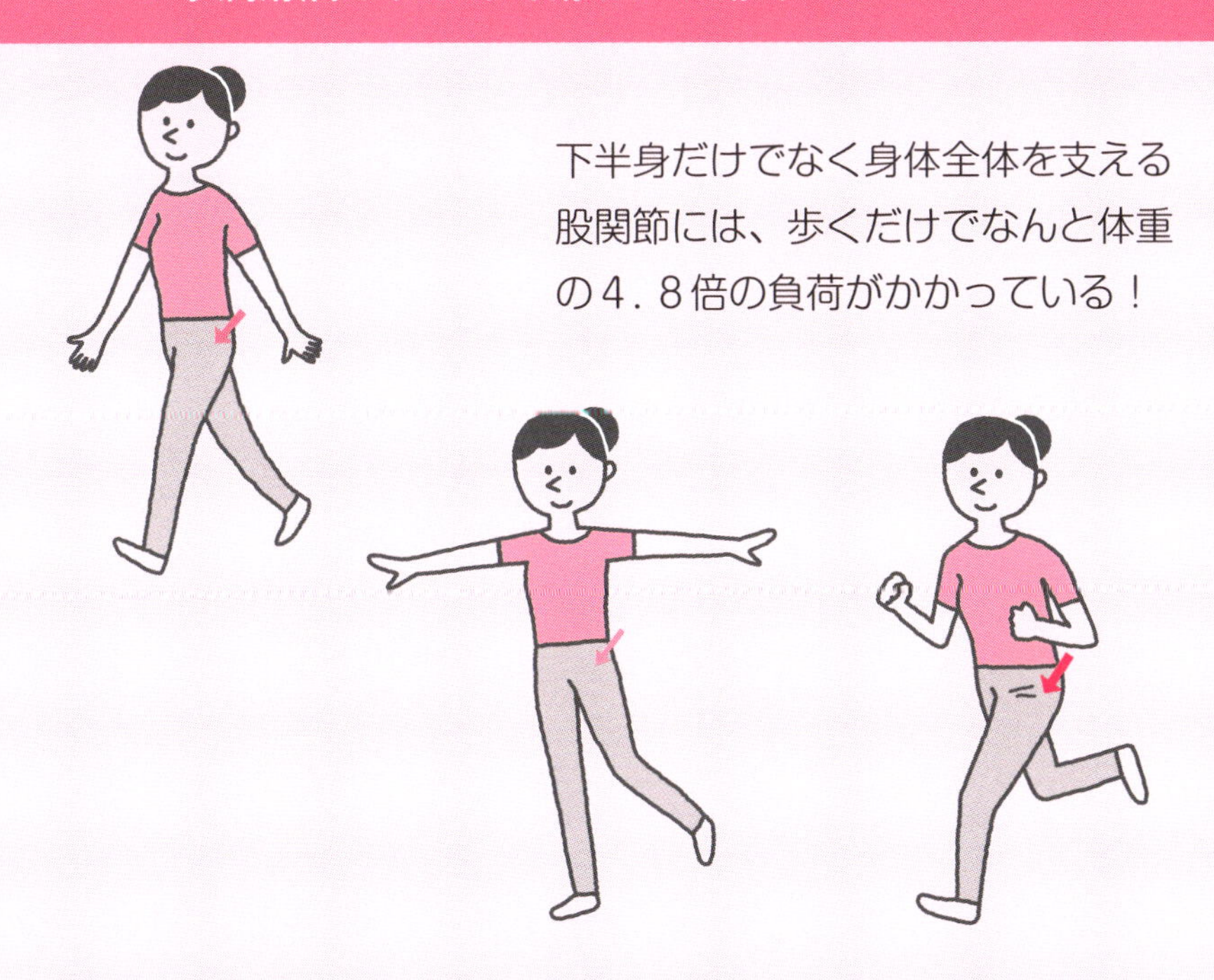

下半身だけでなく身体全体を支える股関節には、歩くだけでなんと体重の4．8倍の負荷がかかっている！

股関節は下半身だけでなく身体全体を支える重要な関節

脚のつけ根にあり、下半身だけでなく身体全体を支える関節、それが股関節です（図2―1）。股関節は、骨盤のくぼみにある部分（寛骨臼）に、太ももの骨の先端の丸い部分（大腿骨頭）がはまっている関節です。たとえてみると、お椀状の寛骨臼の中に、丸い骨の大腿骨頭がすっぽりと収まった形をしています（凹形の寛骨臼に、凸形をした大腿骨頭がはまっている状態です）。

関節は、二つ以上の骨が接して形成されます。股関節を形成する骨盤側の骨は一つの骨ではなく、腸骨・恥骨・坐骨の三つで構成されています。腸骨・恥骨・坐骨は骨の成長が終わるまでは別々の骨ですが、大人になると三つの骨の境界がわからなくなり、合わせて「寛骨」といいます。骨盤は寛骨のほかに仙骨・尾骨を加えた部分を指します。

寛骨臼と大腿骨頭の表面は、関節軟骨という弾力性のある組織で覆われ、関節液で満たされた関節包に包まれています。関節軟骨には、血管がありません。では、どの

図 2-1 股関節を形成する骨

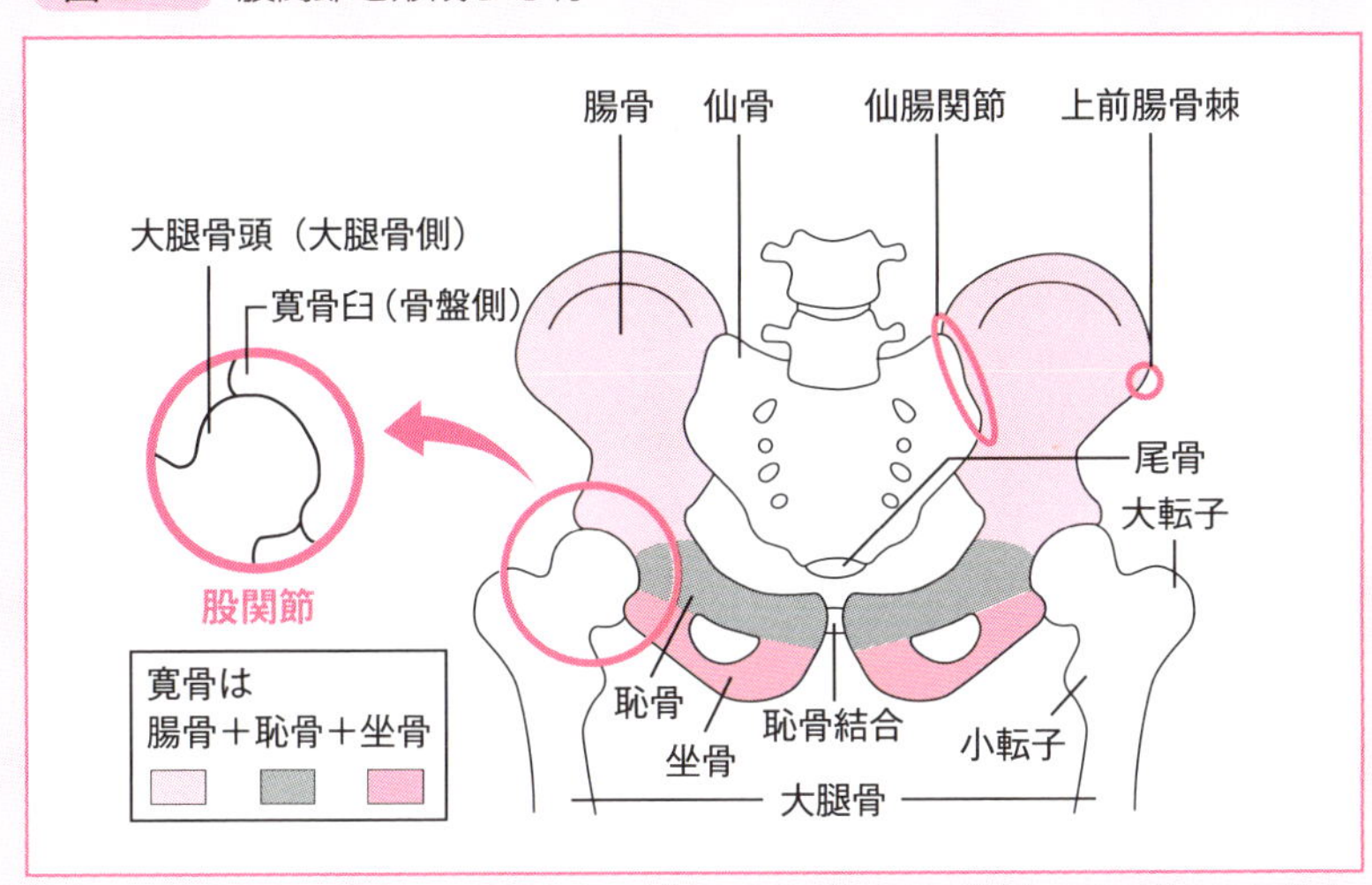

図 2-2 股関節の断面図

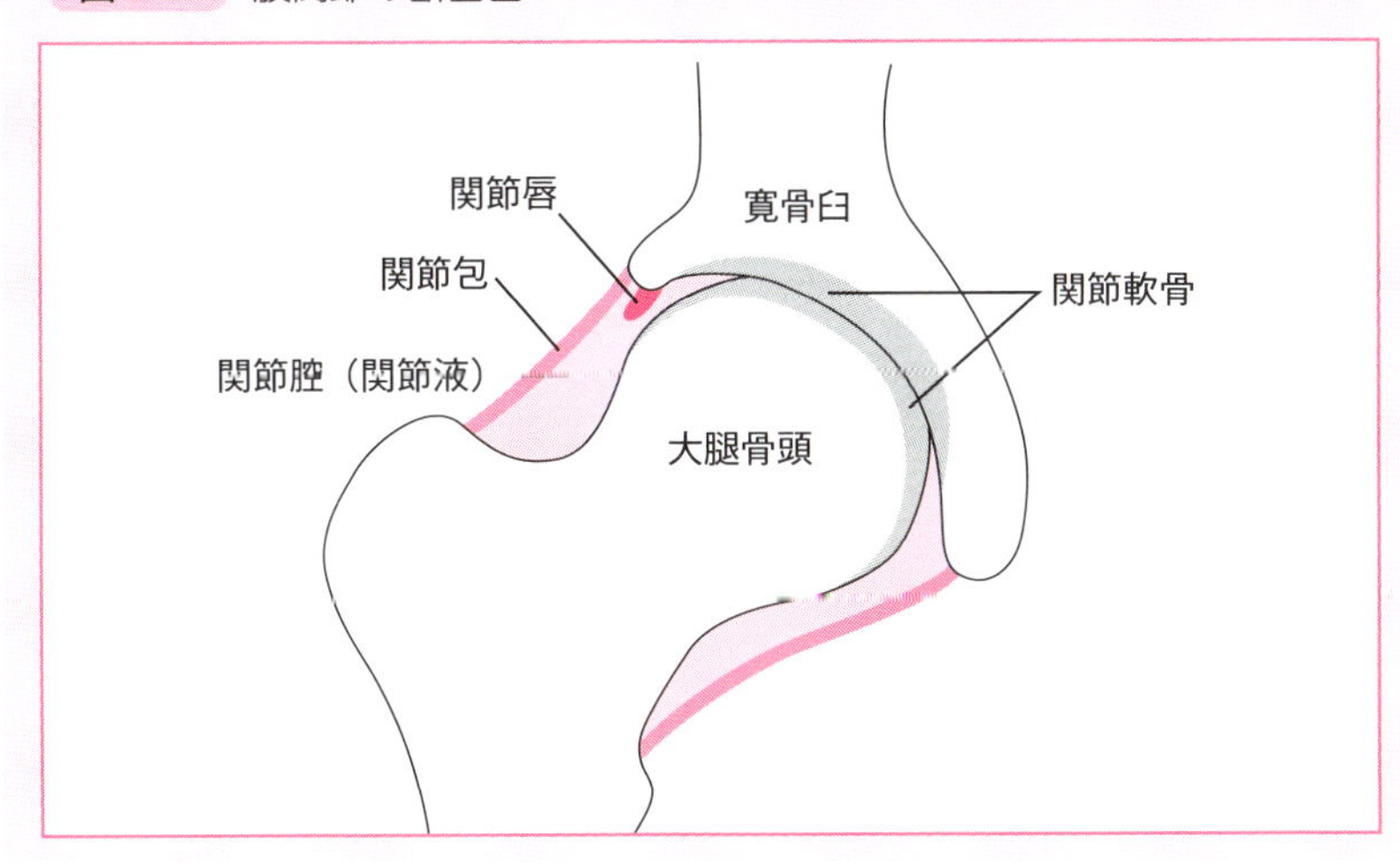

ようにして栄養を補給しているかというと、関節包に包まれた関節腔の中にある関節液が栄養分を運んでくれます（図2—2）。関節軟骨というクッションと、関節液という潤滑油のおかげで、股関節の滑らかな動きが可能となるのです（図2—3）。

ところが、関節軟骨がさまざまな理由ですり減ってくると、レントゲン写真で骨盤側のくぼみである寛骨臼と、太ももの骨の先端にある丸い部分の大腿骨頭の間のすき間が狭くなってきます。そのような状態になると、関節軟骨の衝撃吸収能（クッション作用）が低下して、寛骨臼と大腿骨頭に過大な力がかかって、痛みが出てきます。これを変形性股関節症と呼んでいます。

図2-3　正常な股関節

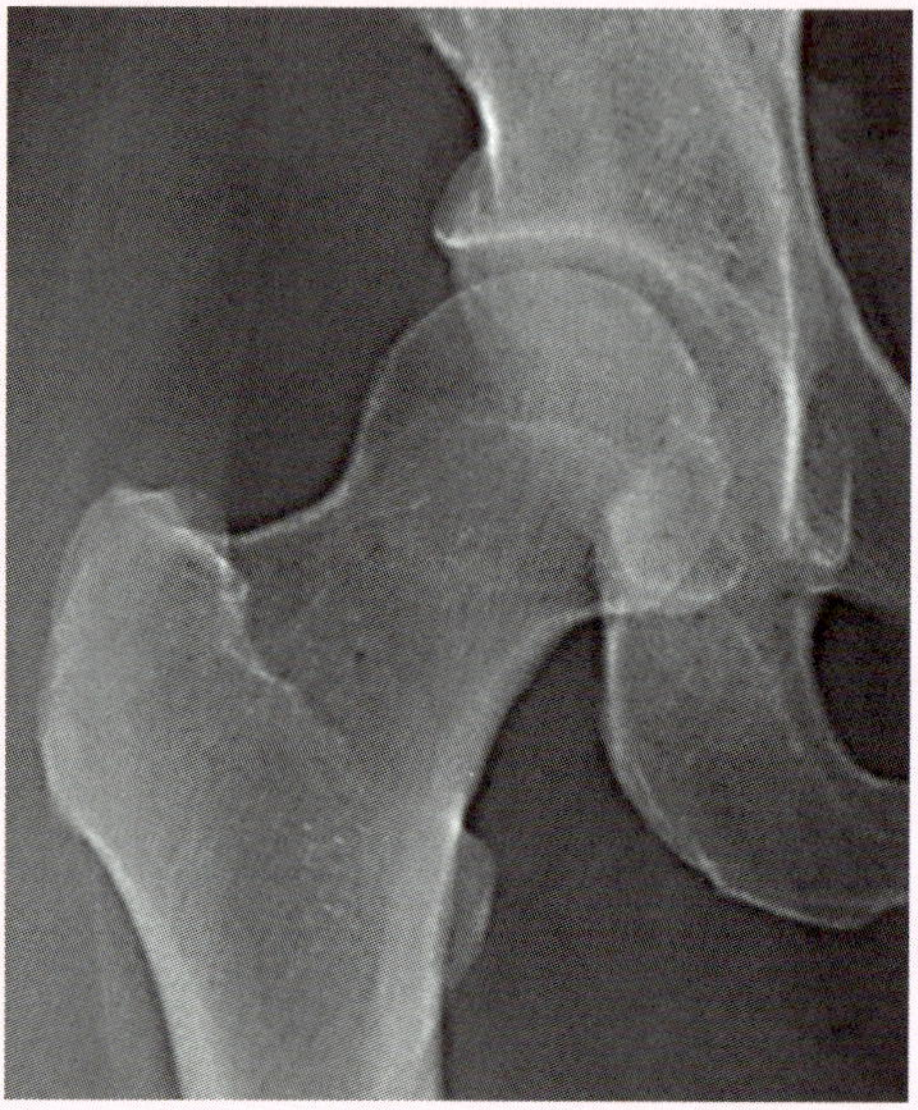

股関節の可動範囲が正常かどうかは脚の曲げ伸ばしなど、六つの動きで調べられる

股関節は、胴体と下肢（かし）をつなぐ、いわば身体のかなめとなる中心部分で、とても重要な動きをしています。股関節には、①屈曲（くっきょく）、②伸展（しんてん）、③外転（がいてん）、④内転（ないてん）、⑤外旋（がいせん）、⑥内旋（ないせん）の六つの動きがあります。図の濃いピンク色で示した部分は動きにかかわる筋肉です（図2―4）。股関節によって、私たちは次のような主要な動作が可能になります。

立つ　**歩く**　**座る**　**しゃがむ**　**立ち上がる**

では、股関節は、通常どのくらい動くのが正常なのでしょうか？　股関節の動き（可動範囲）は、前述の股関節の六つの動きを調べるとわかります。

①屈曲

あおむけに寝た状態で、ひざから下の部分を医師が持って、股関節とひざ関節を同時に曲げます。このとき、反対側の脚が浮き上がらないように注意します。もし可

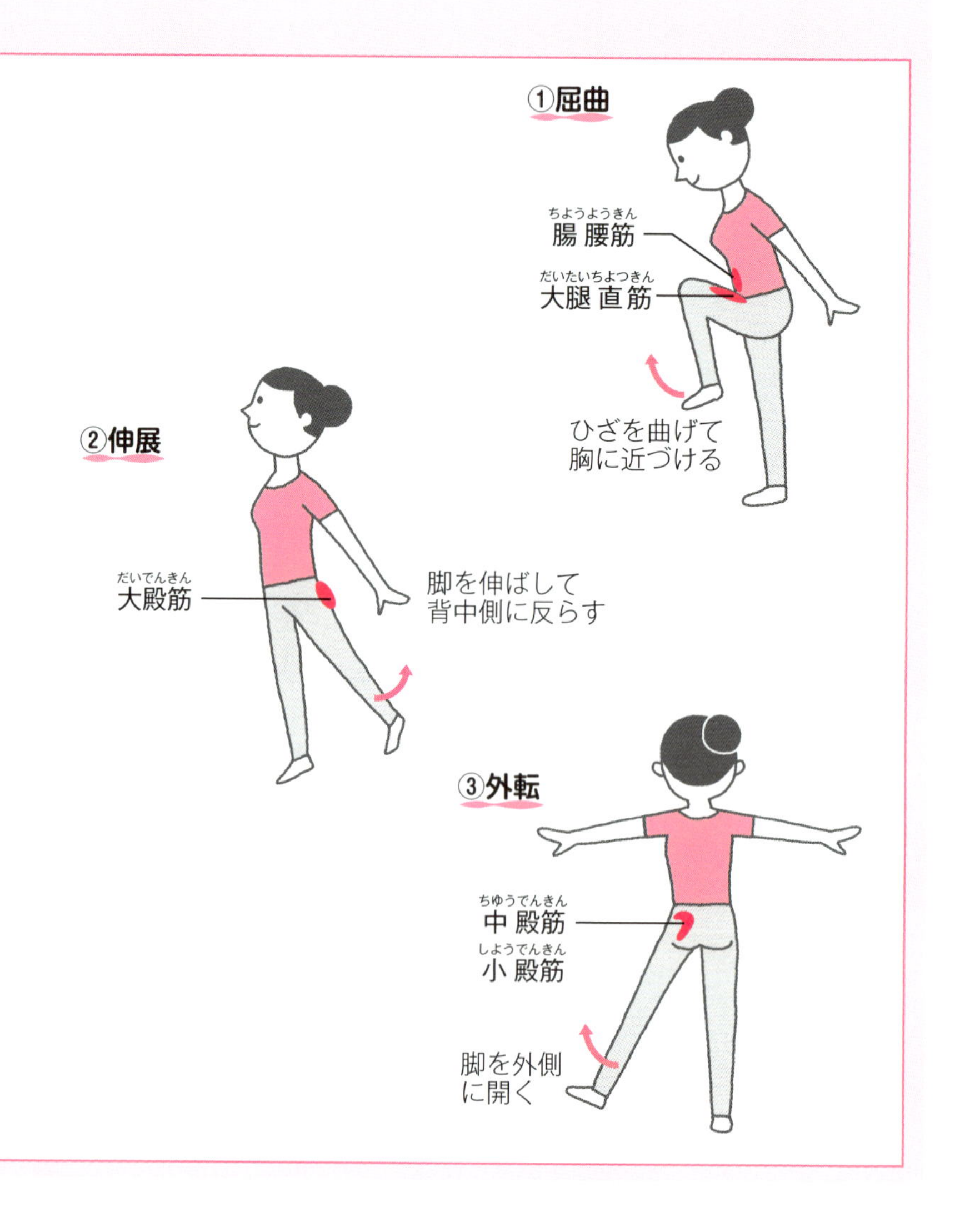
①屈曲
ちょうようきん
腸腰筋
だいたいちょくきん
大腿直筋
ひざを曲げて
胸に近づける
②伸展
だいでんきん
大殿筋
脚を伸ばして
背中側に反らす
③外転
ちゅうでんきん
中殿筋
しょうでんきん
小殿筋
脚を外側
に開く

図 2-4 股関節の６つの動きと主な筋肉

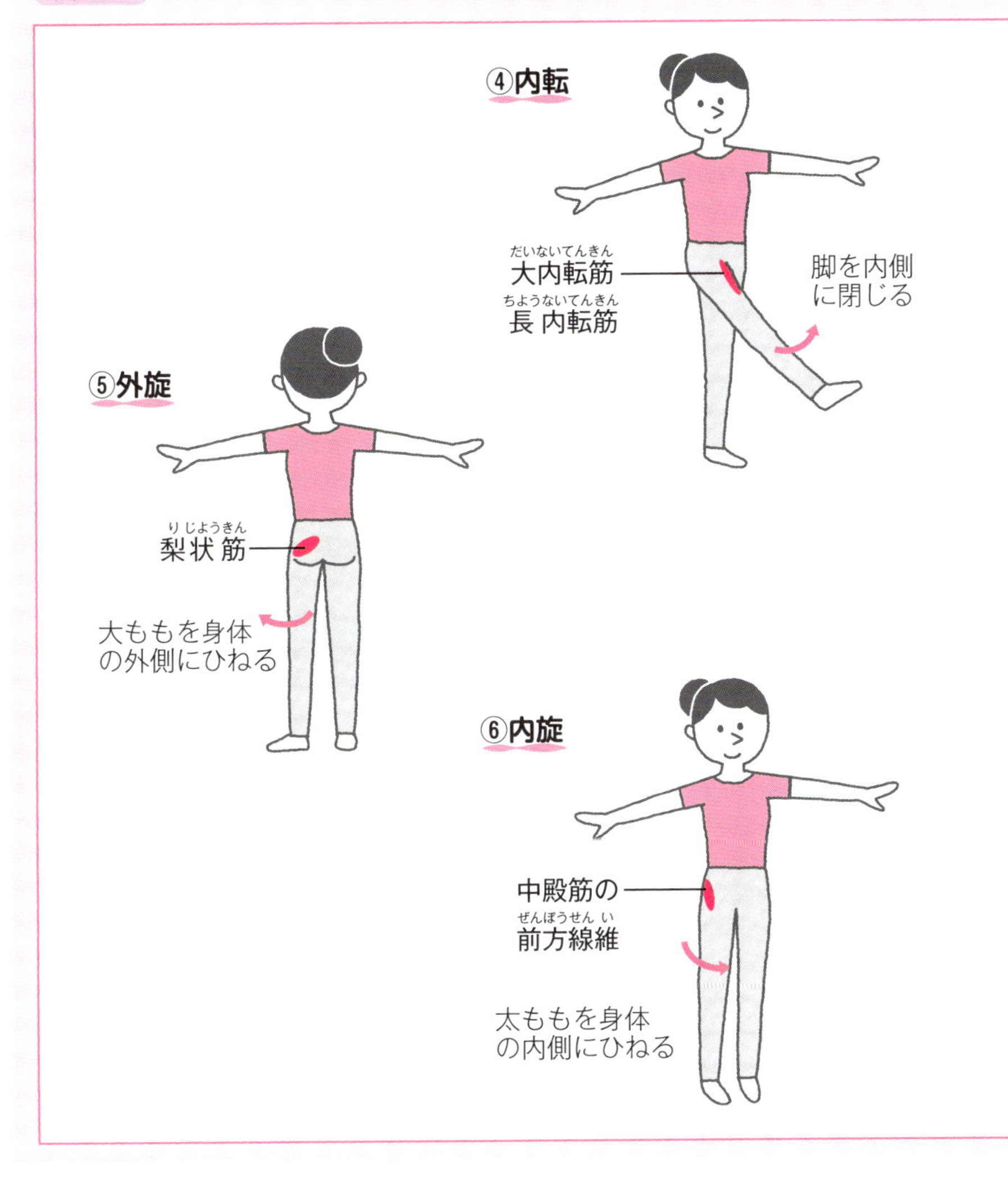

動範囲が狭ければ（六〇～七〇度以下）、ハムストリングス（太もも後ろ側の三つの筋肉）の緊張を調べます。ひざ関節を伸ばしたまま股関節を曲げたとき、太ももの後ろ側でハムストリングスが緊張しているかどうかを調べます。もしハムストリングスが緊張しているようであれば、治療にさいして特別な配慮をします（図2―5）。

図 2-5　屈曲と伸展の確認

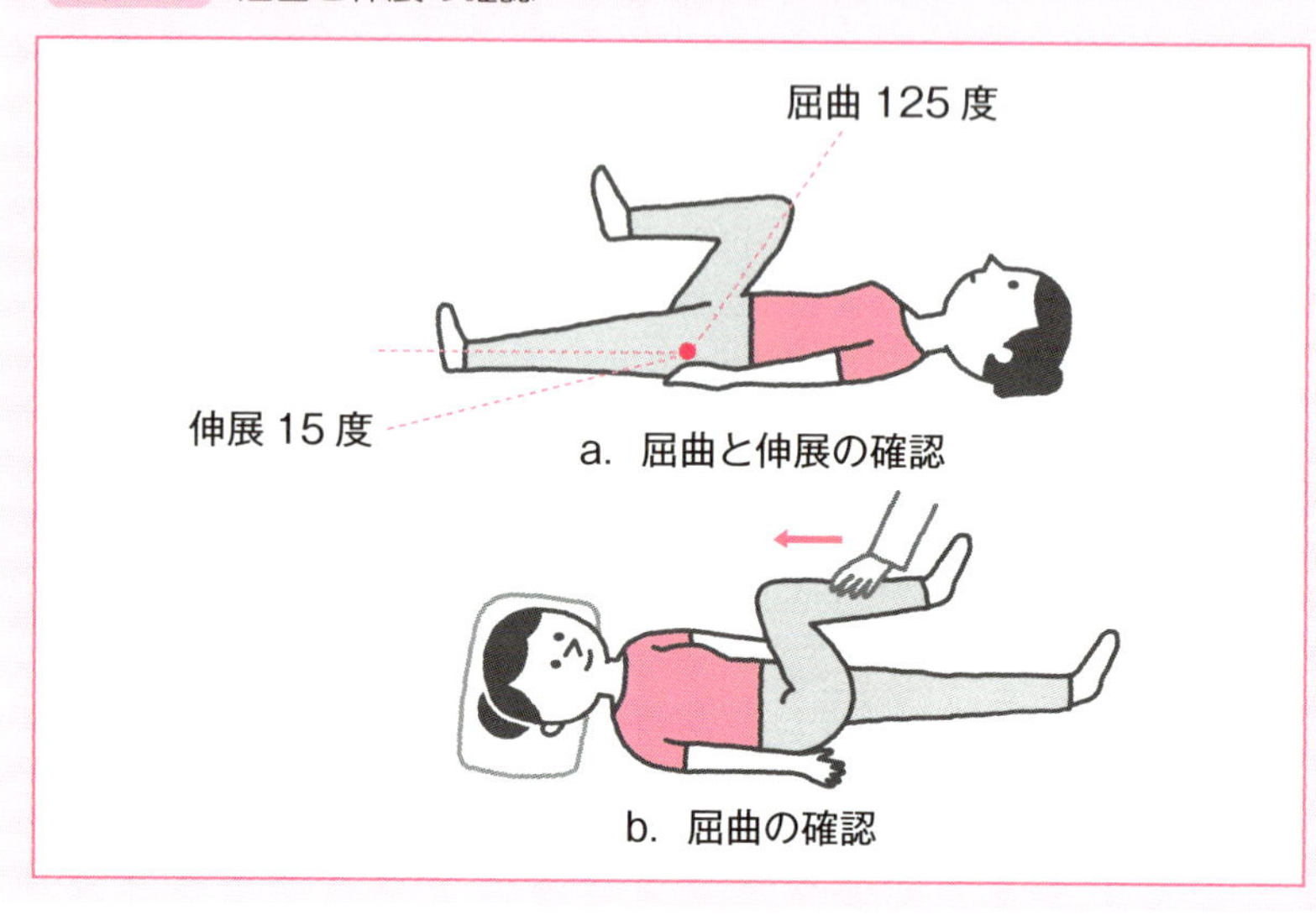

a. 屈曲と伸展の確認

b. 屈曲の確認

②伸展

正確には、腹ばいになった状態で調べますが、一般的にはあおむけに寝た状態で行います。正常の状態でも一〇～一五％ぐらいしか可動範囲はありま

図 2-6　トーマステスト

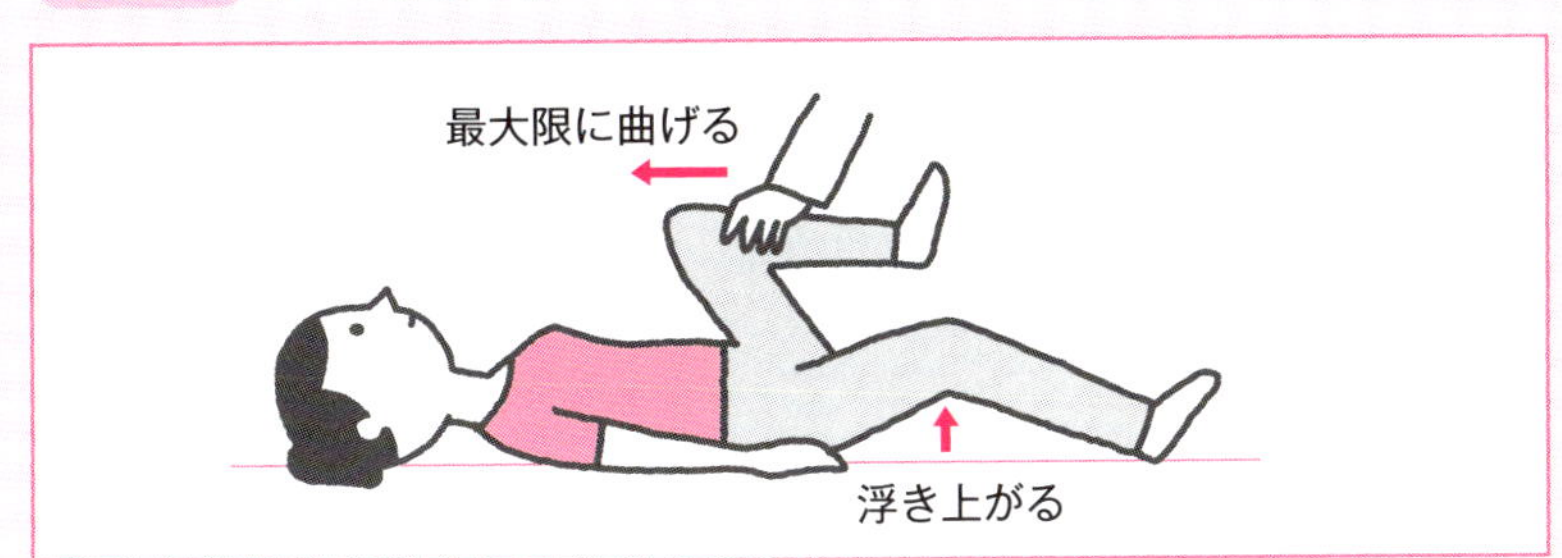

せん。問題になるのは○度まで伸ばすことができないときで、反対側の股関節を最大限に屈曲したとき、伸展の度合いを確認したいほうの太ももがベッドから浮いてこないかどうかを調べます（トーマステスト、図2―6）。もし浮き上がるようなら、股関節に伸展制限があります。

③外転

股関節を外側に開く運動の可動範囲を調べます。骨盤がいっしょに動きやすいため、角度計を骨盤上部（上前腸骨棘（じょうぜんちょうこつきょく））に当てて、それを基準にして測ります（図2―7）。

④内転

股関節を内側に閉じる運動です。外転同様、骨盤の動きを伴いやすいため、両側の上前腸骨棘を基準にして測ります（図2―7）。

⑤外旋

うつ伏せに寝た状態で、ひざを九〇度曲げて調べます。ふくらはぎを持って内側に動かしたとき、ひざ下の部分がどのくらい内側に回旋するかを測ります（図2―8）。

⑥内旋

うつ伏せに寝た状態で、ひざを九〇度曲げて調べます。ふくらはぎを持って外側に動かしたとき、ひざから下の下腿がどのくらい外側に回旋するかを測ります（図2―8）。

股関節の軟骨がすり減ると、下半身の老化が始まる！最悪の場合は寝たきりに……

関節軟骨がすり減って痛みが出てくるのが、変形性股関節症です。変形性股関節症の痛みは、骨盤側のお椀状のくぼみである寛骨臼と、大腿骨側の丸い部分の大腿骨頭

図 2-7 外転と内転の確認

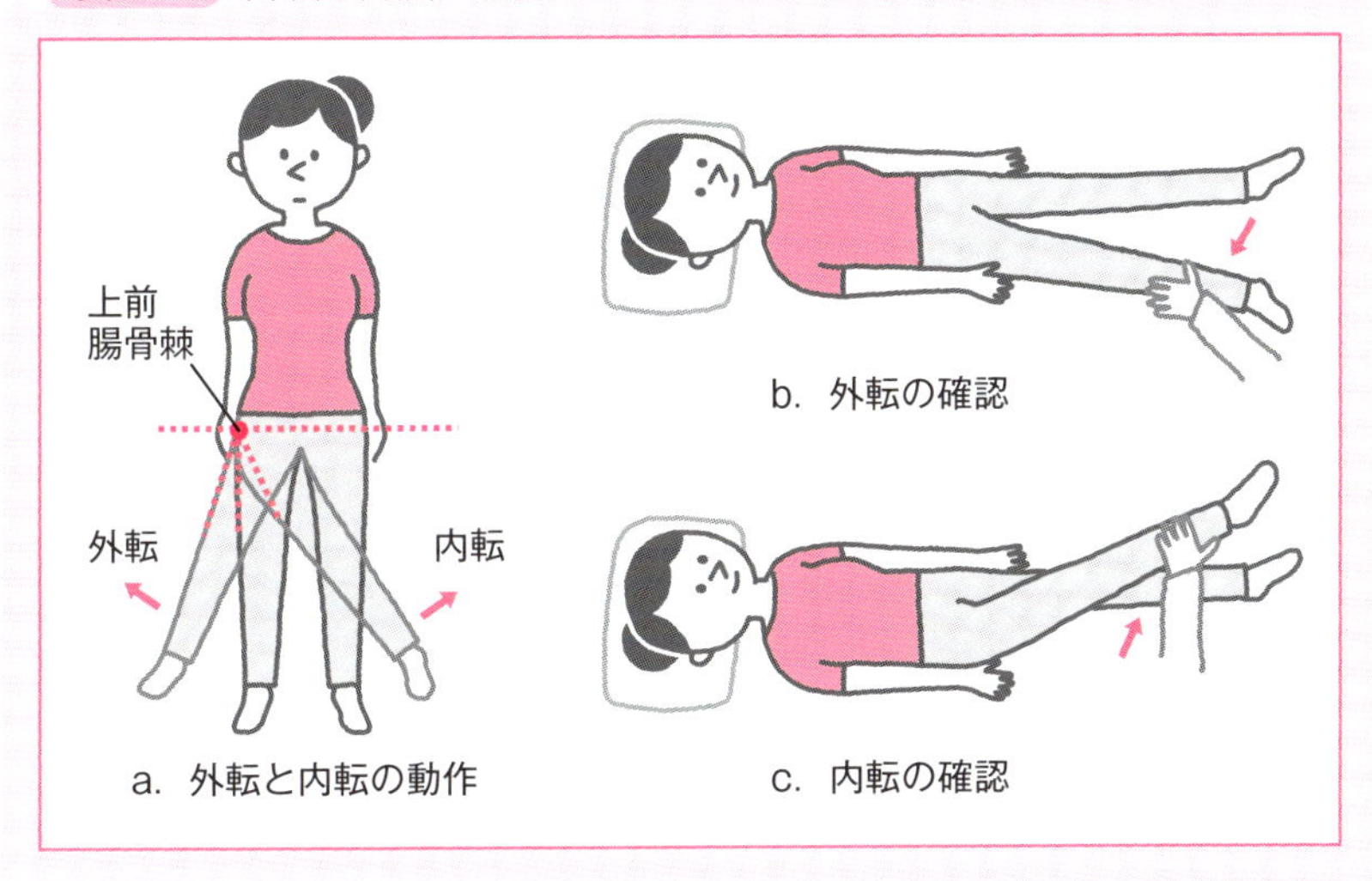

a. 外転と内転の動作

b. 外転の確認

c. 内転の確認

図 2-8 外旋と内旋の確認

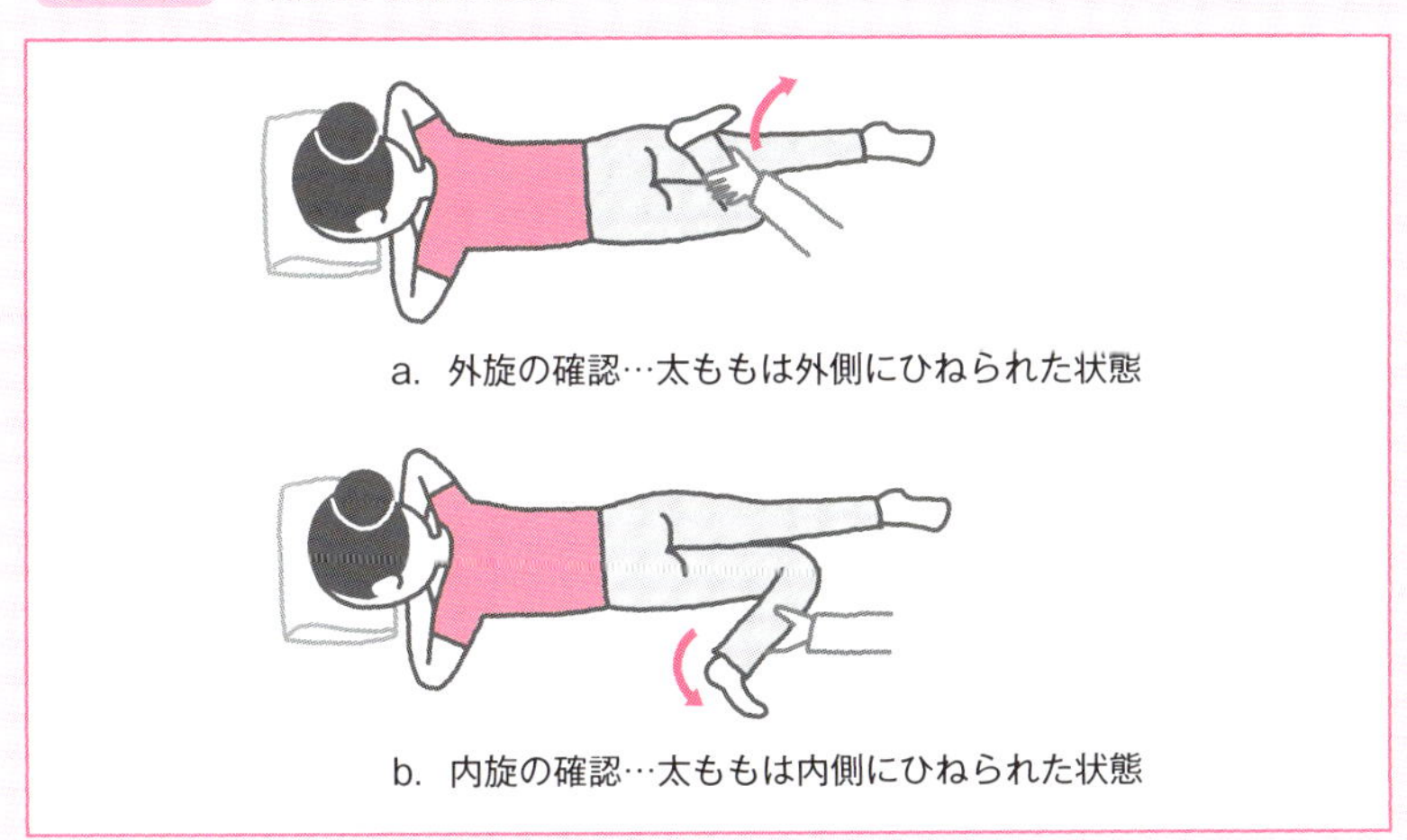

a. 外旋の確認…太ももは外側にひねられた状態

b. 内旋の確認…太ももは内側にひねられた状態

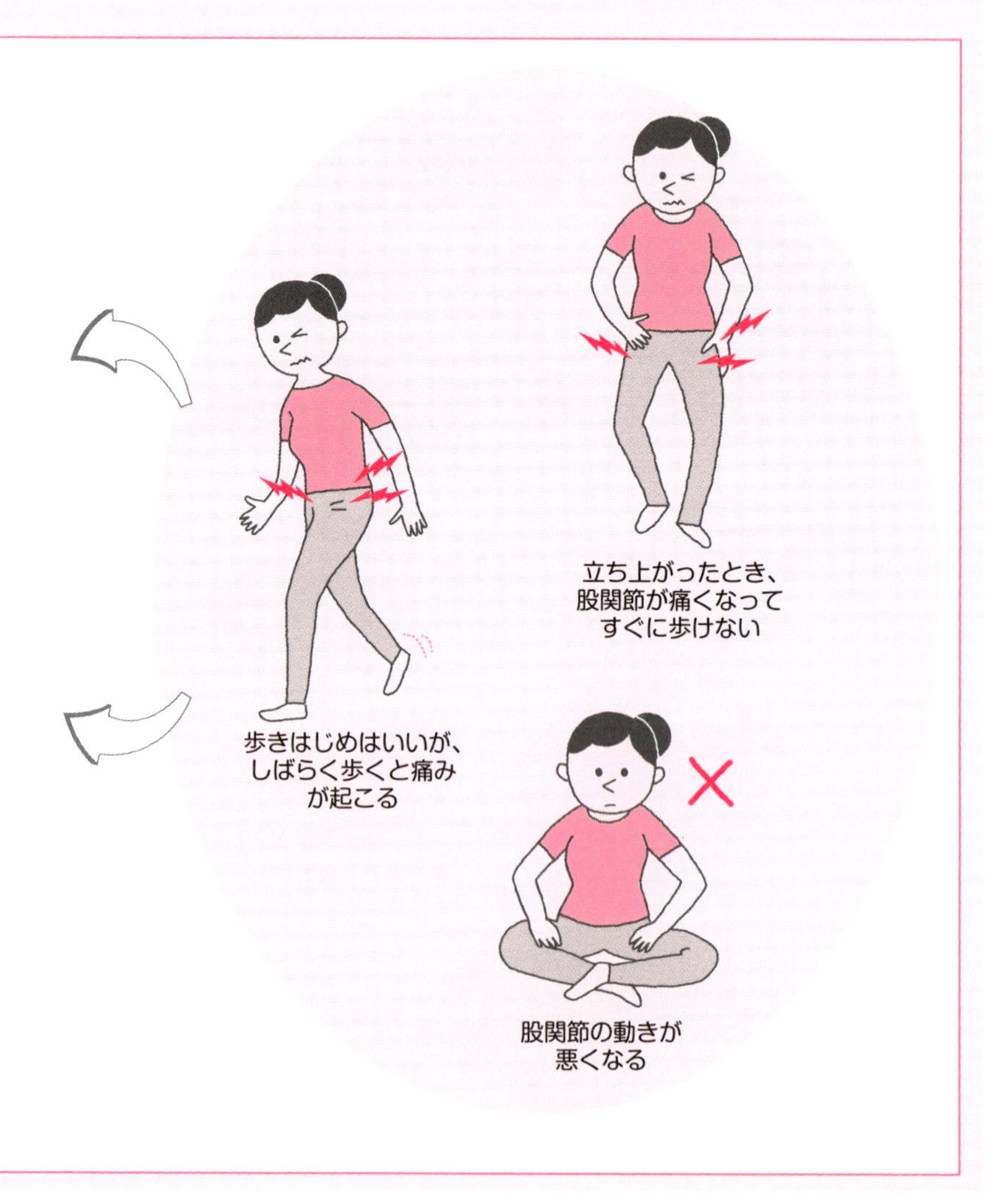
立ち上がったとき、
股関節が痛くなって
すぐに歩けない
歩きはじめはいいが、
しばらく歩くと痛み
が起こる
股関節の動きが
悪くなる

図 2-9 股関節が悪くなると生じる症状

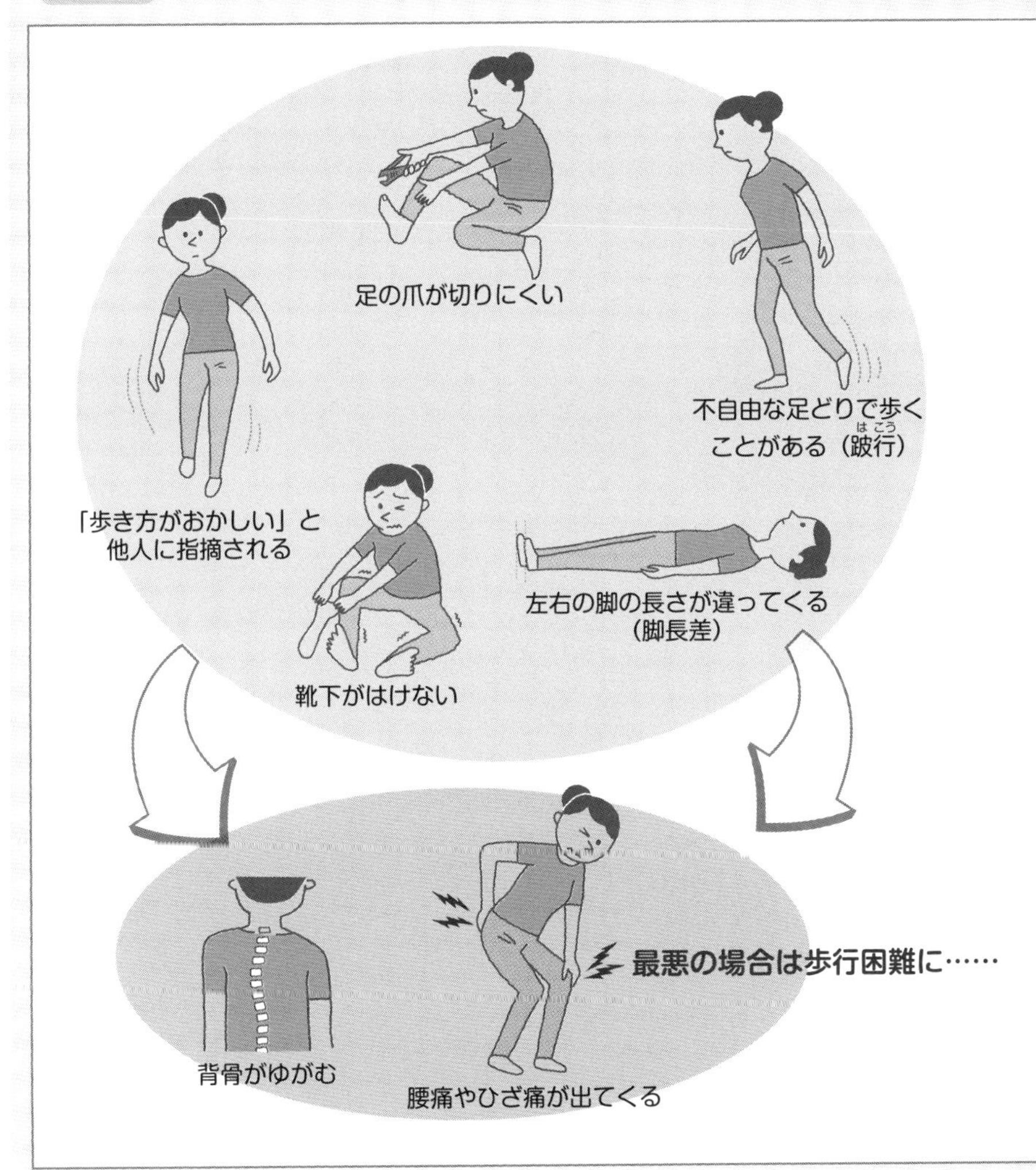

の間にある関節軟骨がすり減ってしまうことが原因です。

症状によって程度の差はありますが、変形性股関節症が進行すると、股関節の可動範囲が狭くなっていきます。股関節に不具合があれば、必然的に運動不足になり、肥満・腰痛・むくみ・ふくらはぎの血行不良・肩こりなど、さまざまな症状を併発する恐れもあります。

具体的には、変形性股関節症は三二～三三ページで示した症状を伴うことがあります（図2―9）。

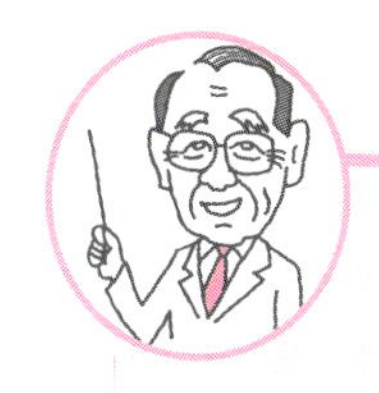

コラム

知ってますか？　股関節には歩くだけで体重の４．８倍の負荷がかかっている

股関節(こかんせつ)には、日常の動作でどのくらいの負荷がかかっているのでしょうか？

片脚で立った状態では、バランスを取って骨盤を水平に保とうとする外転筋の力が働くため、およそ体重の 3.5 倍の負荷が股関節にかかることになります。

また、平均的な人間の歩く早さは時速約 5㎞ですが、時速約 5㎞で歩いた場合は、体重の約 4.8 倍の負荷が股関節にかかっています。軽いジョギングなど、走っている場合には、なんと体重の約 5.5 ～ 7.2 倍の負荷が股関節にかかっているのです。

例えば、体重 60kgの人の場合、片脚立ちをすると、股関節には 210 kgの負荷がかかります。また、普通に歩くだけで 288kg。軽いジョギングをすると、330 ～ 432kgもの負荷がかかっていることになるのです。

変形性股関節症の治療では「股関節にかかる負荷をできるだけ減らすこと」が基本です。そのためにも、股関節にかかる力をしっかりと理解することが大切といえるでしょう。

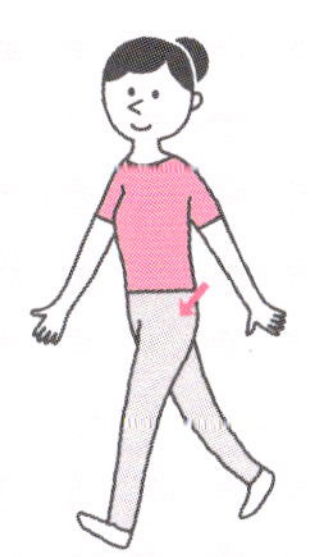

歩行時：
負荷 4.8 倍

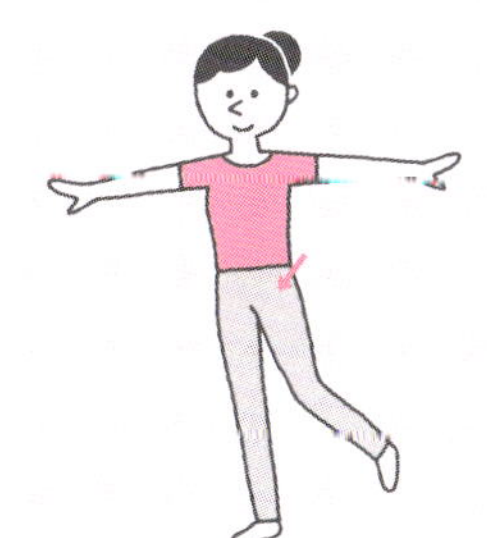

片脚立ち時：
負荷 3.5 倍

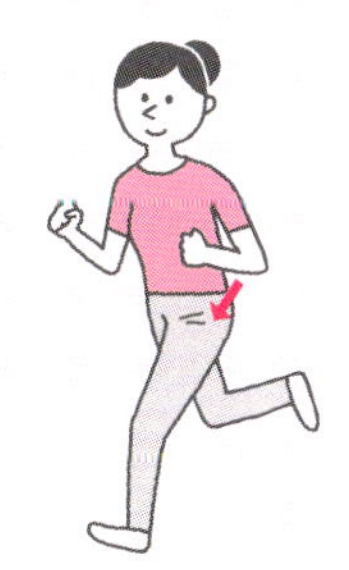

軽いジョギング時：
負荷 5.5 ～ 7.2 倍

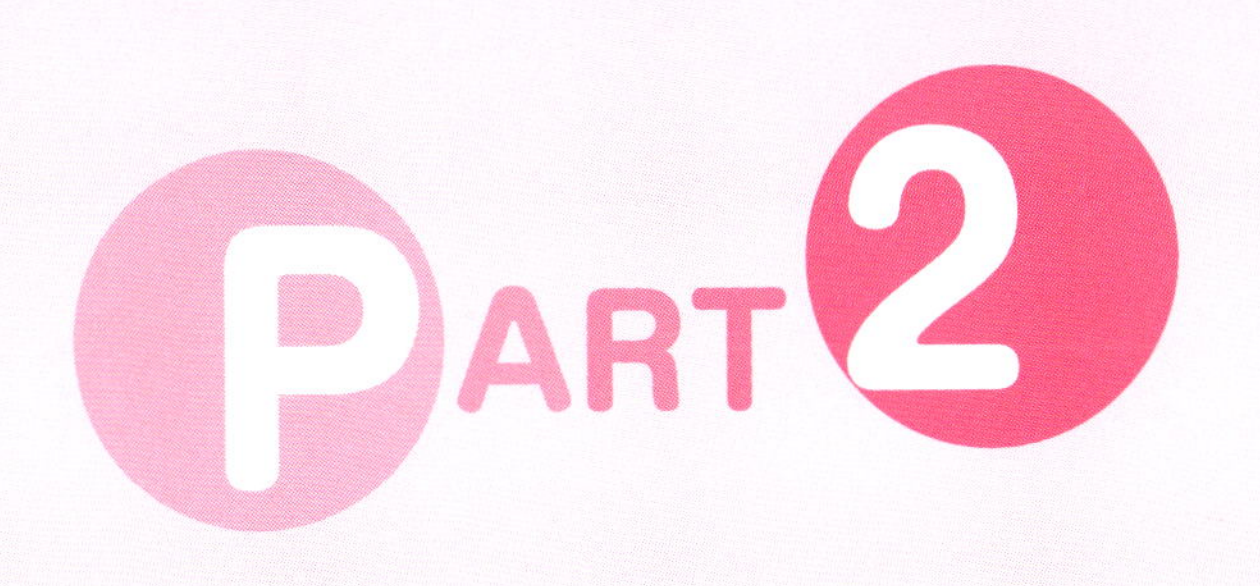

日本人に見られる変形性股関節症の原因は「寛骨臼形成不全」「加齢」「過度な負荷」

関節軟骨がすり減ると、衝撃を吸収する働きが低下して痛みが出る

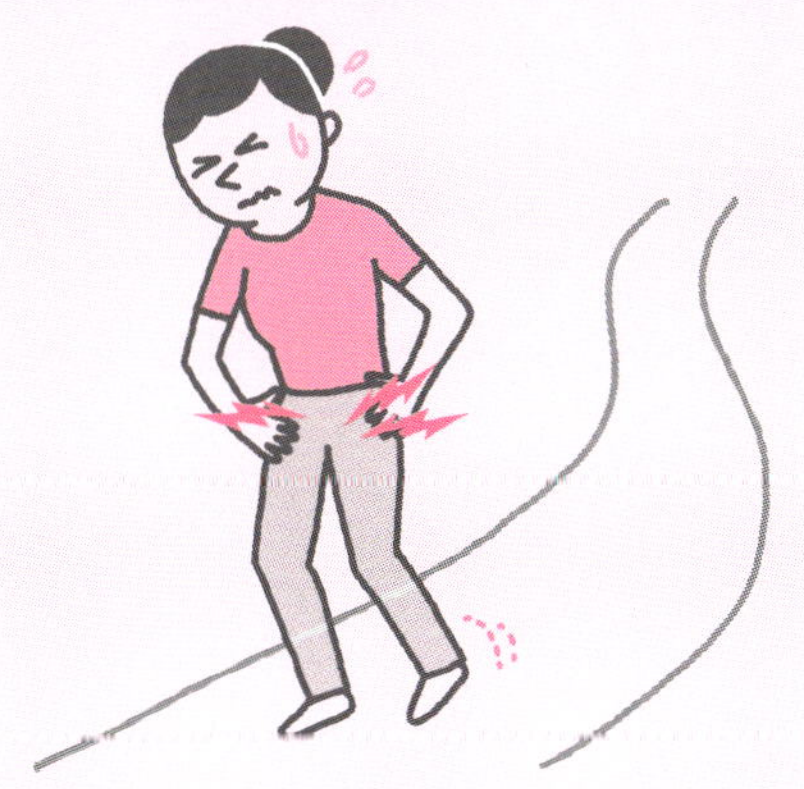

関節軟骨がすり減り、すき間が狭くなることで痛みが出る変形性股関節症は、放置すれば徐々に進行し、歩行困難に……

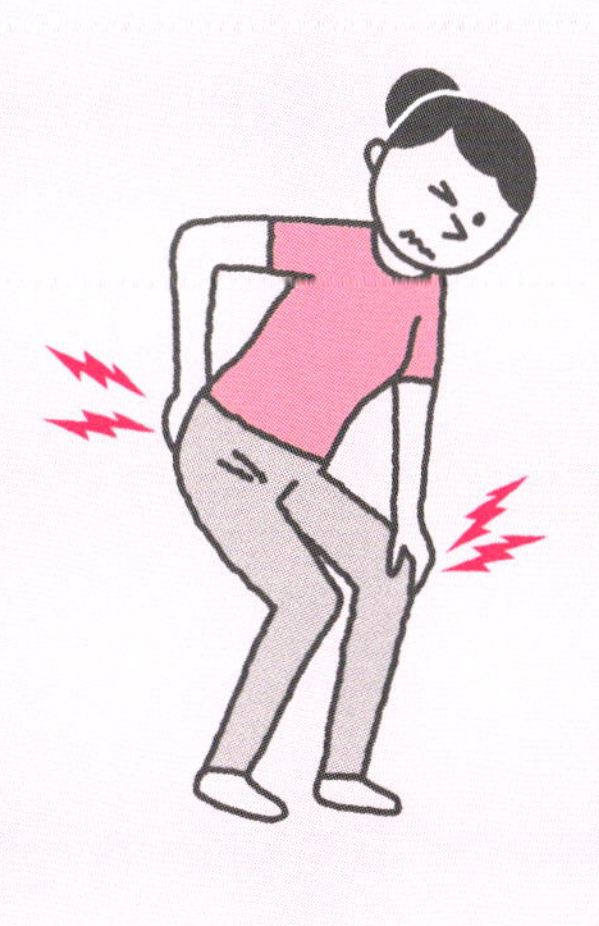

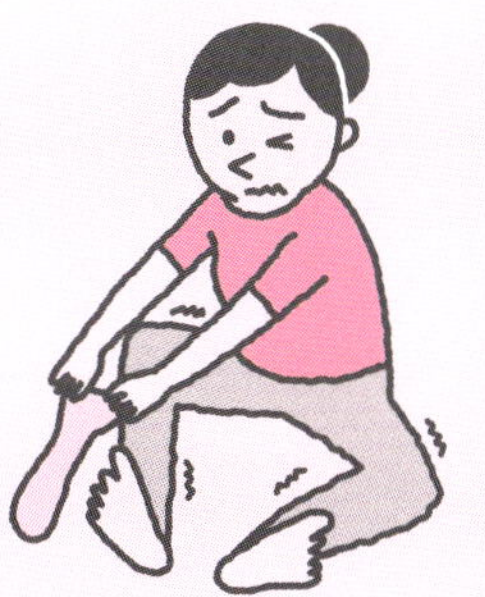

変形性股関節症には二種類あり日本では圧倒的に「二次性」が多い

股関節の関節軟骨がすり減ってしまうと、歩くときなどの衝撃を吸収する能力が著しく低下し、股関節にかかる衝撃が強まります。そのため、本来ならば関節軟骨で守られている骨組織の一部が破壊されたり、硬化したりするようになります。

すり減った関節軟骨の破片が関節全体を包んでいる関節包内に飛び散ると、関節包の内側の滑膜という薄い膜を刺激して炎症を引き起こし、痛みの原因となります。関節軟骨がさらにすり減ると、骨と骨が直接ぶつかるようになり、骨まで変形して激しい痛みに襲われるのです。

関節軟骨がすり減ってしまう理由としては、大きく次の二つが考えられます。

①加齢によって起こる関節軟骨の劣化
②関節軟骨に過度にかかる負荷

変形性股関節症の種類は大きく二つに分けられます。股関節に形状の異常がなく、特別な病気を伴わないものを「一次性」と呼びます。欧米人の中には日本人とは比べものにならないくらい太った人もいますが、一次性の変形性股関節症は老化や肥満などで発症し、欧米ではほとんどが一次性といわれています。

一方、股関節の形状の異常や何らかの病気に伴って二次的に発症するものを「二次性」と呼びます。乳児期に股関節が外れた状態（発育性股関節形成不全〈脱臼〉）だったり、部分的に外れた状態（亜脱臼）だったり、寛骨臼の発育が不十分な寛骨臼形成不全だったりするなど、骨・関節の異常が原因で発症します。日本では圧倒的に二次性が多く、中高年以降の女性が発症しやすいと考えられています。

二次性の中で最も多い原因が寛骨臼形成不全で、発育性股関節形成不全（脱臼）の治療後に起こるものや原因不明のものがあります。寛骨臼の形状には個人差があって、中には寛骨臼に十分な幅がなく、大腿骨頭を包み込む面積が狭い人がいます。このように寛骨臼が浅かったり狭かったりすることを寛骨臼形成不全といいます。

寛骨臼形成不全は、胎児のときの状態だけでなく、出産時や育児中の抱き方・おむつの当て方などの影響で、股関節の発育に問題が生じたものと考えられます。寛骨臼形成不全があると、少ない面積で集中的に体重を支えることになるため、関節軟骨がすり減りやすく、変形性股関節症を発症しやすくなります。

変形性股関節症の症状は鼠径部の歩行時痛ときに太ももの前面やひざが痛むことも

変形性股関節症は痛みを伴います。痛みの特徴は、歩いたときの痛み(歩行時痛)です。歩きはじめには異常はなく、しばらくすると痛みが出てきます(図3—1)。痛みが出るまでの時間は関節症の程度によって異なりますが、歩くのを止めると痛みが治まるというのが多くの人の共通点です。さらに変形性股関節症が進行してくると、安静時の痛み(安静時痛)を訴えるようになります。

痛みの出る部分は、脚のつけ根の前面(鼠径部〈そけいぶ〉)です。ただし、ときとして股関節の異常とは気づきにくいこともあります。運動後や長く歩いた後などに、股関節に限らず太ももの前面やひざの上などに鈍痛が出ることもあります。

変形性股関節症の患者さんでは、腰部にも異常があるケースは多いものです。そのようなときは、たとえ専門医であっても診断を間違うことがあります。特に判断が難

図 3-1　変形性股関節症の痛みの特徴

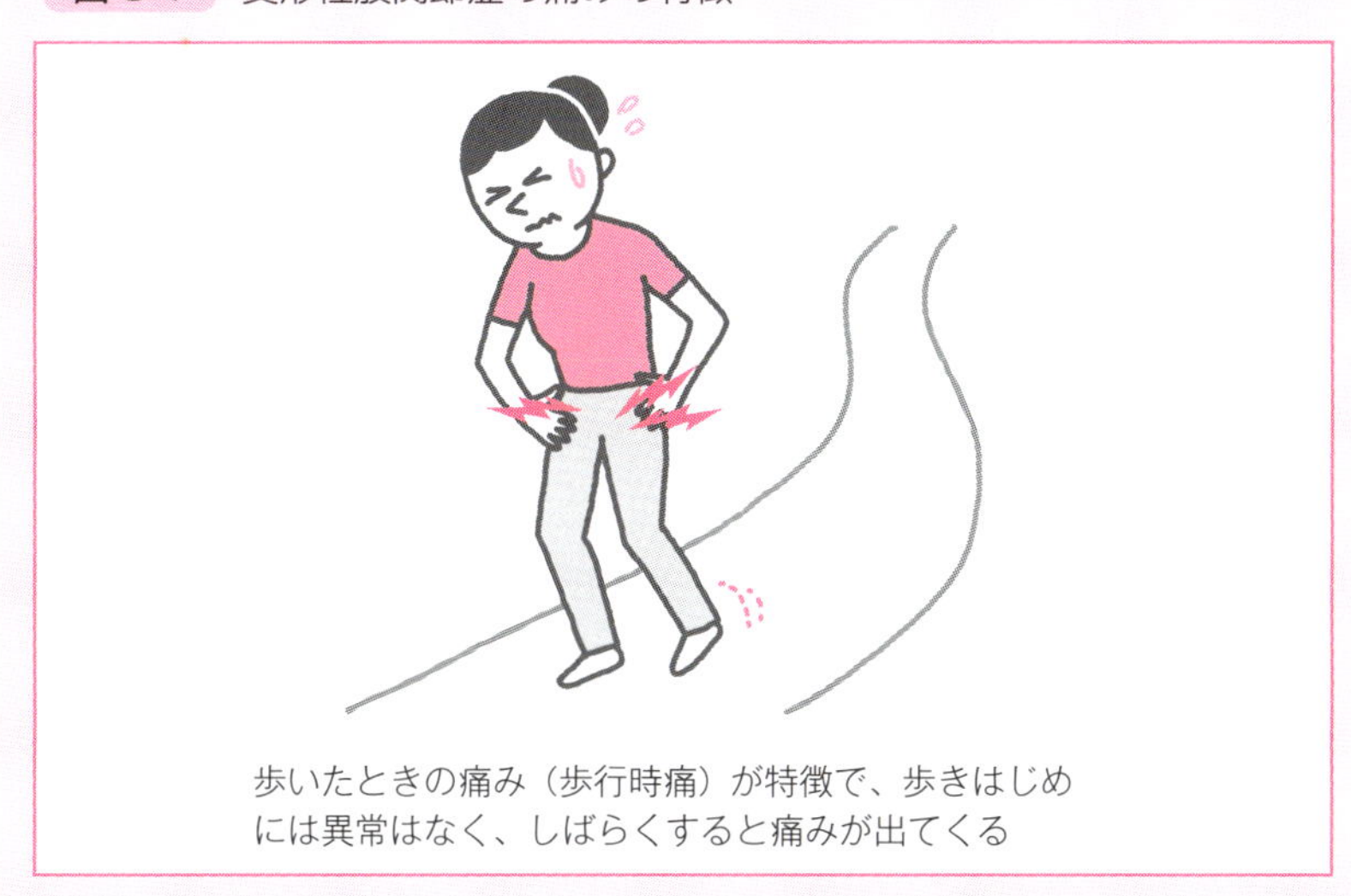

歩いたときの痛み（歩行時痛）が特徴で、歩きはじめには異常はなく、しばらくすると痛みが出てくる

しいのが、大転子（大腿骨の外側の突起した出っ張り部分）周辺の痛みです。簡単な見分け方は、大転子前面の痛みは股関節の領域、後方の痛みは腰部（坐骨神経）の領域と考えるといいでしょう。また、痛みがひざより下、特にふくらはぎに出るときは腰部に由来するものと考えるといいでしょう。

問題のある患部以外に感じられる痛みを「関連痛」といいます。股関節に異常があるとき、関連痛は太ももの前面とひざ上に現れます。ひざの痛みの場合は、股関節疾患が原因であることも視野に入れておく必要があります。

股関節の動きも悪くなってきますが、

痛みが現れてからずいぶん遅れて変化してきます。日常生活で気づく変化は、靴下の着脱がしにくい、足の爪が切りにくいといった症状です。

跛行は痛みに対する防御反応の一つ 変形性股関節症に特徴的な歩き方

脚を引きずったり肩を揺らしたりするなど、不自由な足どりで歩くことを跛行といいますが、跛行は本人が気づく前から出ていることがあります。周りの人から「脚をどうかしたの？」と尋ねられて初めて自分の歩き方がおかしいことに気づくことがよくあります。跛行は痛みに対する防御反応の一つで、跛行によって股関節にかかる力を減らしています。変形性股関節症に特徴的な歩き方には、次の四つがあります（図3―2）。

①上半身が左右どちらかに傾く

変形性股関節症になると、股関節を支える筋肉中でも特に外転筋の筋力が低下して、骨盤の位置を水平に保ちにくくなります。変形性股関節症の脚（軸足）の筋力低下に伴って、軸足とは反対側の骨盤が下がるのが「トレンデレンブルグ歩行」。一方、上半身を軸足のほうに傾けて重心を移動し、身体のバランスを保とうとするのが「デュシェンヌ歩行」です。

②荷重（接地）時間が短くなる

変形性股関節症では、荷重によって痛みが生じるため、接地時間を短くしようとします。そのため、自然と反対側の脚の接地時間が長くなります。

③小股で歩く

変形性股関節症が進行してくると、股関節の可動範囲が狭くなり、脚を大きく動かしにくくなります。脚を大きく踏み出すことが困難になるため、小股になりやすいという特徴があります。

④上半身を揺らしながら歩く

変形性股関節症が進行して股関節の変形が進むと、変形のあるほうの脚が短くなる

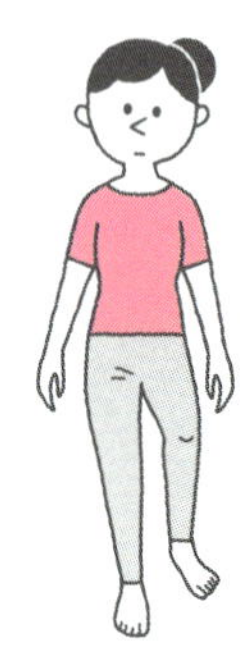

正常

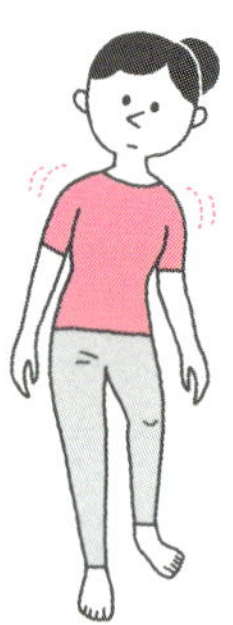

上半身が左右どちらかに傾く（トレンデレンブルグ歩行）

変形性股関節症による筋力低下のため、片脚で立ったときに骨盤を支えられず、軸足と反対側の骨盤が下がる

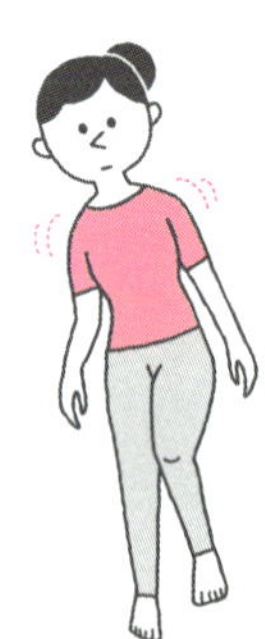

上半身が左右どちらかに傾く（デュシェンヌ歩行）

上半身を軸足のほうに傾けて重心を移動し、身体のバランスを保とうとする

図 3-2 変形性股関節症に見られる特徴的な歩き方

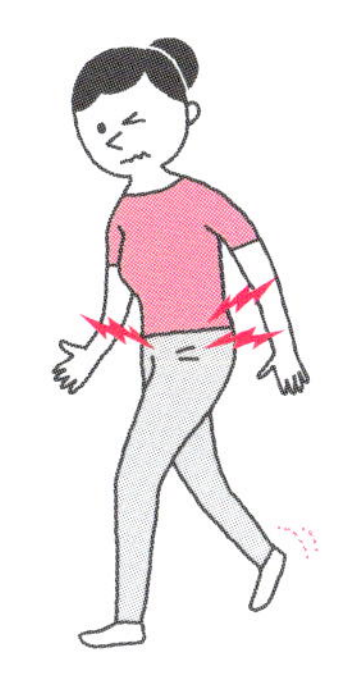

荷重(接地)時間が短くなる

変形性股関節症では、荷重によって股関節に痛みが生じるため、接地時間を短くしようとする。そのため、自然と反対側の脚の接地時間が長くなる

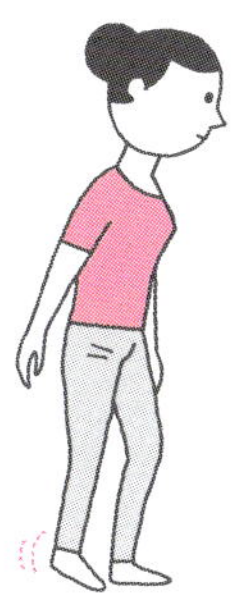

小股で歩く

股関節の可動域が狭くなり、脚を大きく踏み出すことが困難になるため、小股になりやすい

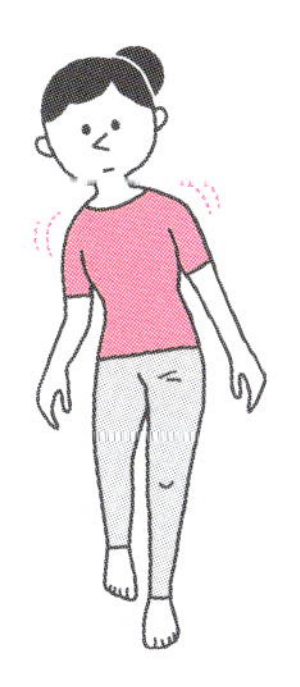

上半身を揺らしながら歩く(墜下性跛行(ついかせいはこう))

変形性股関節症が進行して股関節の変形が進むと、変形のあるほうの脚が短くなることがある(脚長差(きゃくちょうさ))。脚長差のため、脚を接地したさいに肩が下がる

ことがあります（脚長差）。脚長差のため、脚を接地したさいに肩が下がります。これを墜下性跛行といいます。

変形性股関節症かどうかをチェック！
レントゲン写真で見る四つのポイント

変形性股関節症は、レントゲン写真を見れば関節軟骨のすり減っている程度が確認でき、進行の度合いがわかります。レントゲン写真で見るポイントには、寛骨臼形成不全の有無以外に、次の四つがあります（図3―3）。

①関節のすき間が狭くなっていないか（関節裂隙の狭小化）
②骨に穴が空いていないか（骨嚢胞の形成）
③レントゲン写真で白っぽく写っていないか（骨硬化像）
④関節の縁にトゲができていないか（骨棘の形成）

変形性股関節症の疑いのある患者さんのレントゲン写真を見るとき、まず寛骨臼

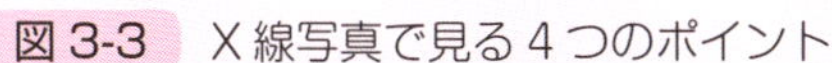
図3-3 X線写真で見る4つのポイント

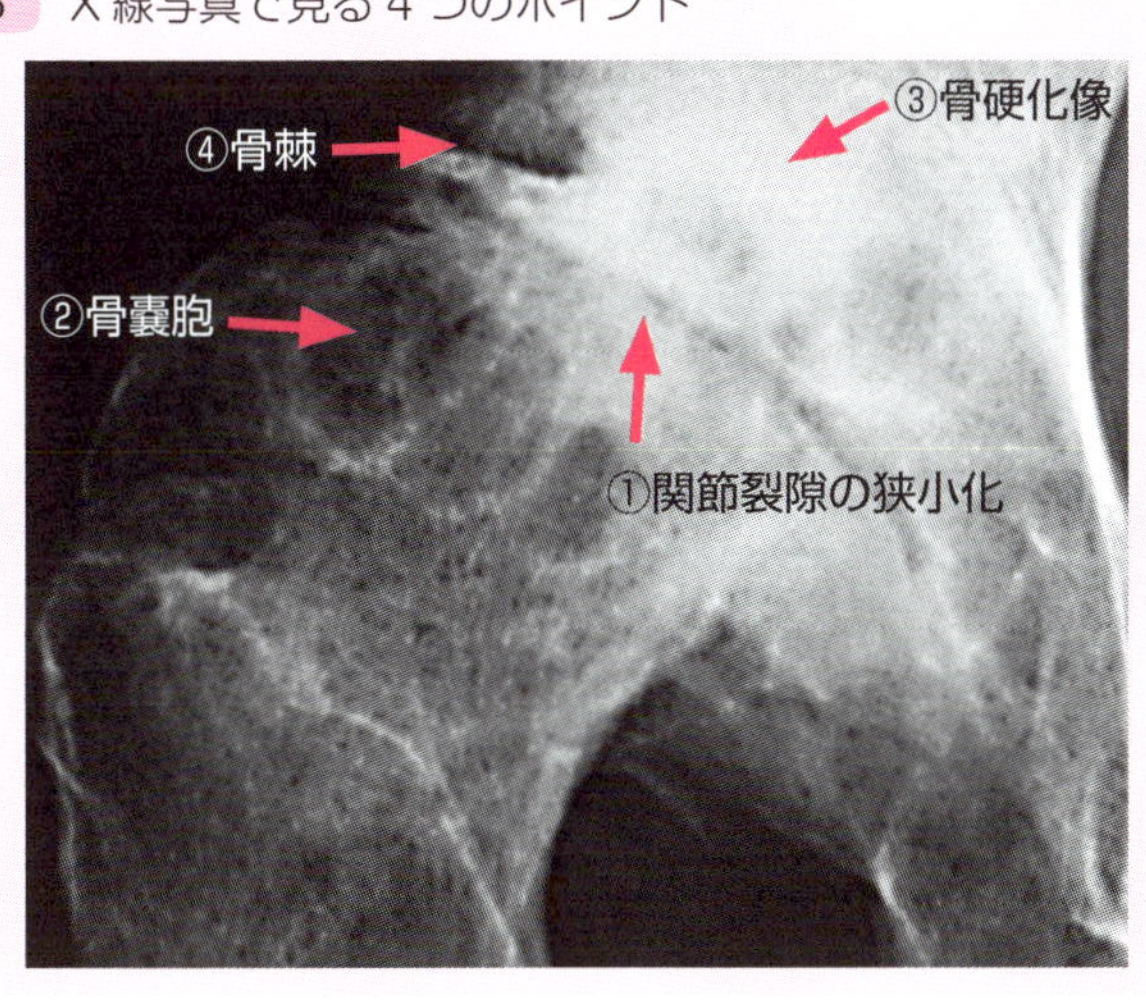

が正常かどうか（寛骨臼形成不全かどうか）に注意します。次に注意するのは関節のすき間（関節裂隙）です。関節裂隙は関節軟骨の厚みを表し、関節のすき間がどのくらい残っているかで関節症の進行度が決められます。

寛骨臼が正常かどうかを判断するには、次の二つの条件を満たす必要があります。まず、一つめは「寛骨臼が大腿骨頭をどのくらい覆っているか」です。その指標には二つのものが使われています。その一つが「骨頭寛骨臼指数（AHI、Acetabular Head Index）」で、寛骨臼が大腿骨頭の横径の何%を覆っているかを表します（日本人の正常値は八〇%以上）（図3―4）。もう一つは「ＣＥ角」で、大腿骨頭の中心と寛骨臼縁のなす角度のことです（図3―5）。成人の正常値は二五度以上で、ＣＥ角の値が低いと寛骨臼形成不全といえます。

二つめの条件は「寛骨臼の外側が大腿骨頭を包むようになっているかどうか」です。その指標には「寛骨臼外側縁傾斜角（ＡＥＡ、Acetabular Edge Angle）」が使われ、外側・下方に向かっている場合は「＋」、外側・上方に向かっている場合は「－」になり、「＋」が正常な状態です（図3―6）。包むような形状でなくても、少なくと水平になっているかどうかが問題になります。

「骨頭寛骨臼指数・ＣＥ角」「寛骨臼外側縁傾斜角」のどちらに問題があっても、変形性股関節症が発症する恐れはあります。「どちらがより大切か」といえば、寛骨臼外側縁傾斜角のほうが関節症の進行に重要な役割を担っているという印象があります。

さらに、大腿骨頭の円形度を参考にすることもあります。長崎大学の岡野邦彦先生が提唱されたことから「岡野の骨頭円形指数」と呼ばれます。岡野の骨頭円形指数は大腿骨頭の頂点が横径の中心からどれだけ外れているかを計測した数値です（図3―7）。完全な円形骨頭のときは五〇％で、数値が大きくなると扁平骨頭の程度も大きくなります。

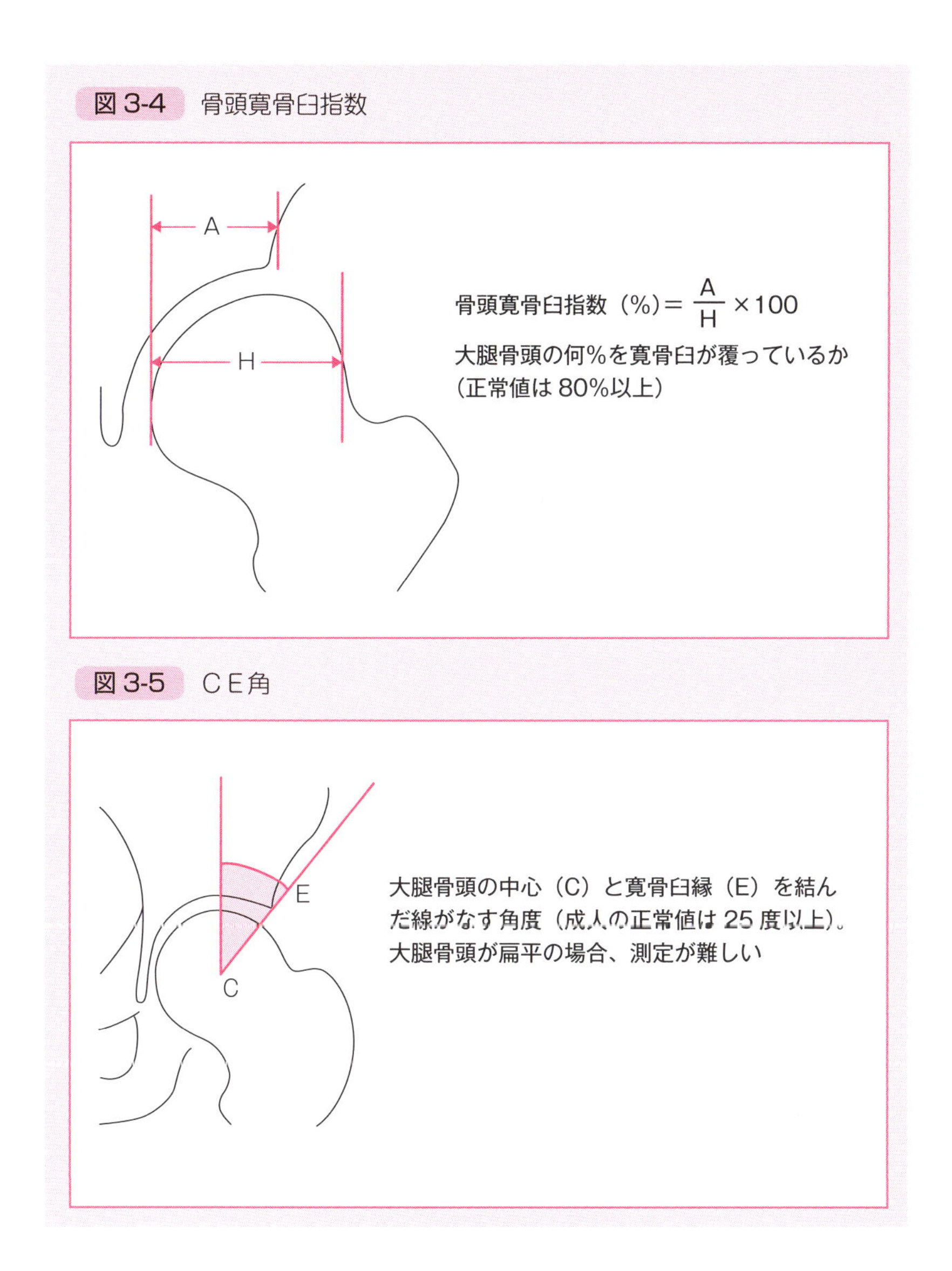

A
H
骨頭寛骨臼指数（%）＝ A/H ×100
大腿骨頭の何%を寛骨臼が覆っているか
（正常値は 80%以上）
E
C
大腿骨頭の中心（C）と寛骨臼縁（E）を結んだ線がなす角度（成人の正常値は 25 度以上）。
大腿骨頭が扁平の場合、測定が難しい

図 3-4 骨頭寛骨臼指数

図 3-5 ＣＥ角

図 3-6　寛骨臼外側縁傾斜角

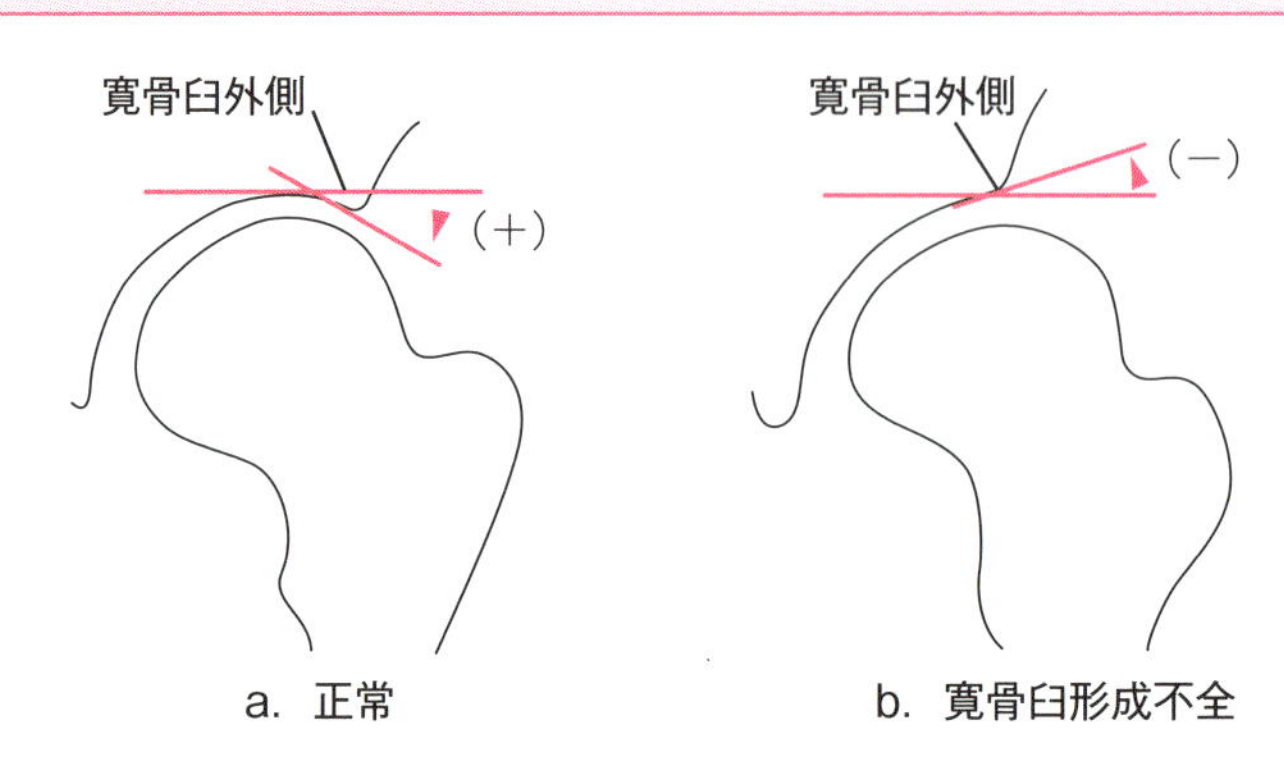

a: 寛骨臼外側が外側・下方に向かうか（＋）、b: 外側・上方に向かうか（－）。
寛骨臼は骨頭を包むような形をしているため、正常の場合は外側・下方に向かう

図 3-7　岡野の骨頭円形指数

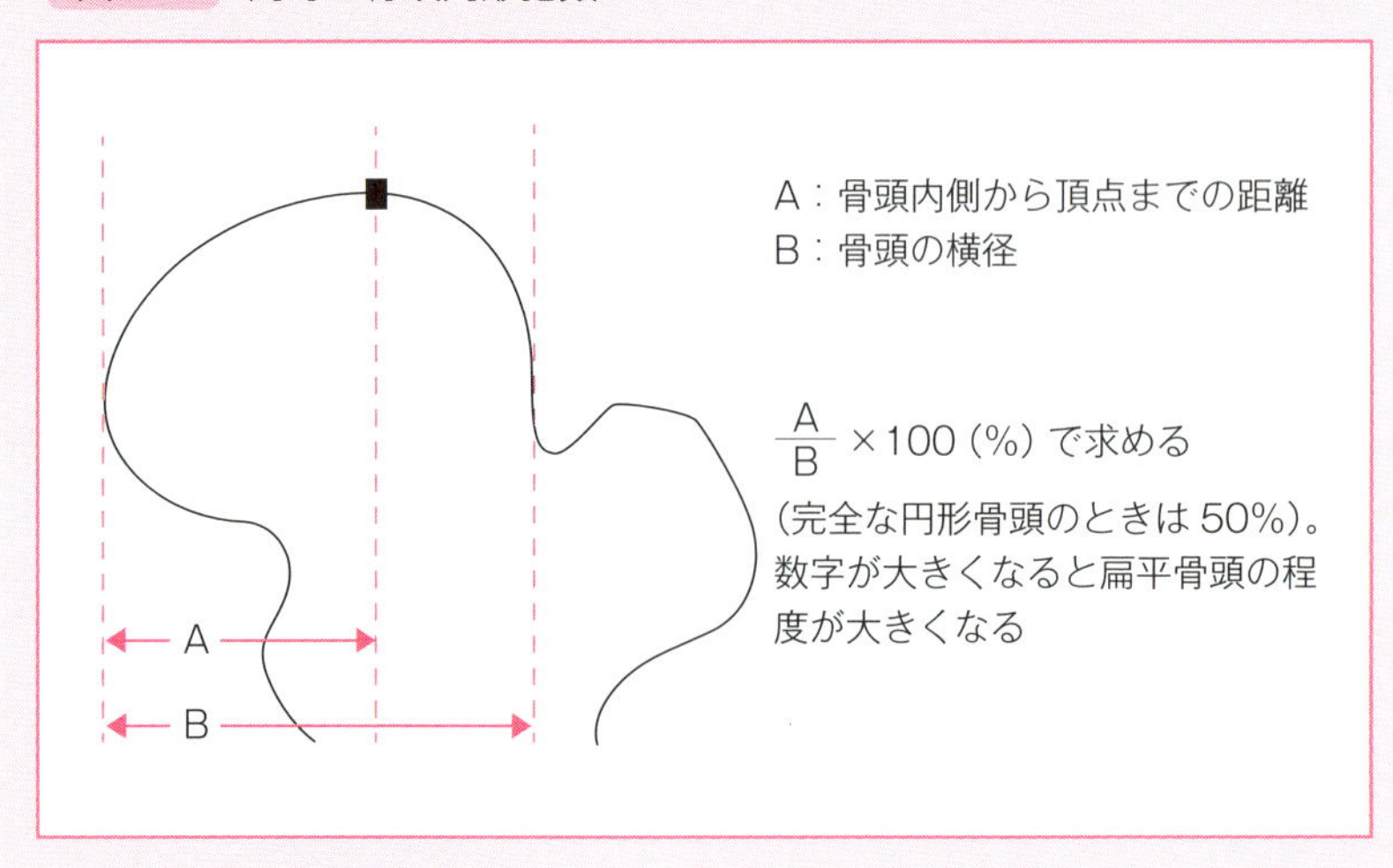

A：骨頭内側から頂点までの距離
B：骨頭の横径

$\frac{A}{B}$ ×100（%）で求める
（完全な円形骨頭のときは 50%）。
数字が大きくなると扁平骨頭の程度が大きくなる

放置すれば徐々に進行する……
変形性股関節症の四つの病期

変形性股関節症を治療せずに放置したら、どうなるでしょうか。しかるべき治療をせずに放置することを、医学用語で「自然経過」といいます。例えば、カゼなどの場合、自然経過は良好です。しかし、変形性股関節症の場合は、自然経過は決していいとはいえません。放置していたら、進行の度合いに個人差はありますが、一般的に徐々に悪化していきます。最終的には、安静にしていても痛みが生じる状態になり、支えがないと歩けない状態になります。

変形性股関節症の進行度は「病期」といわれ、「前関節症期」「初期」「進行期」「末期」の四つに分けられます（図3—8）。また、「ステージⅠ」「ステージⅡ」「ステージⅢ」「ステージⅣ」と呼ばれることもあります。

①前関節症期（ステージⅠ）

レントゲン写真に変化は見られませんが、寛骨臼形成不全などの股関節の形状に異常がある状態です。関節軟骨はまだすり減っておらず、股関節のすき間が十分に保たれていますが、歩行時痛を訴えます。

②初期（ステージⅡ）

関節軟骨が少しすり減っている状態です。身体を動かすと多少の痛みを感じますが、しばらく休めば痛みが治まります。

③進行期（ステージⅢ）

関節軟骨が一段とすり減っている状態です。骨棘ができたり、骨の一部が吸収されて骨嚢胞と呼ばれる空洞ができたりします。歩行時痛が強くなって、ときに安静時でも痛むことがあり、就寝中に痛くて目覚めることもあります。

④末期（ステージⅣ）

変形性股関節症の最終段階です。関節軟骨がほぼ失われ、股関節のすき間がなくなっている状態です。骨どうしが露出してぶつかり、股関節全体が変形するようになり

図 3-8　変形性股関節症の病期

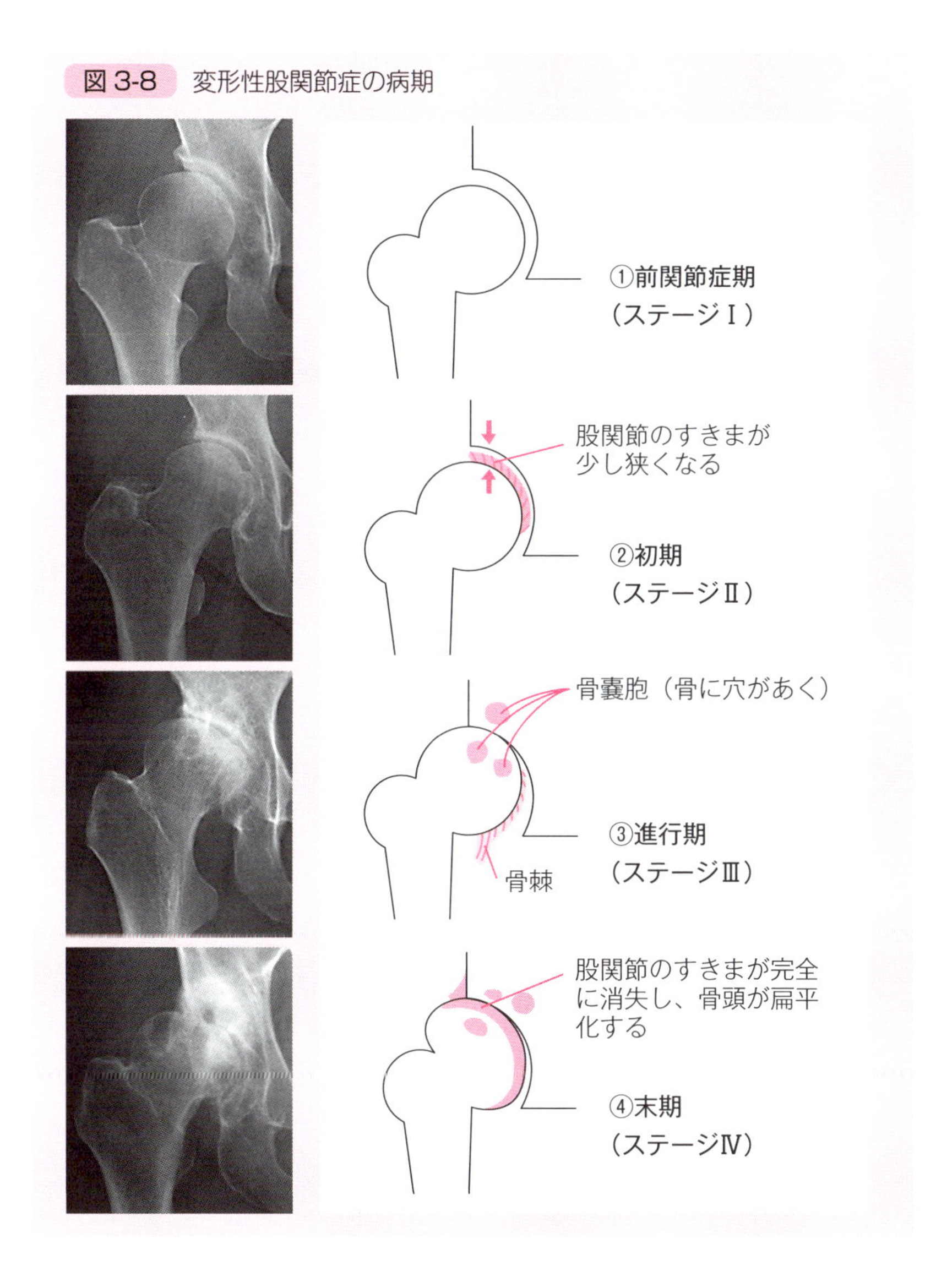

ます。骨棘や巨大な骨嚢胞も多数見られるようになります。激しい痛みに襲われますが、中には変形が進行して関節が動かなくなり、かえって痛みが減少する場合もあります。

変形性股関節症の治療法①
手術に頼らない保存療法

変形性股関節症の治療は、手術と手術以外の治療法の二つに大きく分けられます。手術以外の治療法は保存療法と呼ばれ、薬物を用いる薬物療法と薬物を用いない理学療法に分けられます。

理学療法は、運動や温熱、電気などの物理的な手段を利用して、運動機能を回復・改善する治療法です。靴や足底板（そくていばん）（靴に入れる治療用の中敷き）、サポーターなどを利用する装具療法や、日常生活での指導（杖（つえ）の使用や減量、股関節への負荷の少ない姿勢・立ち上がり方・座り方などの動作のアドバイス）なども含まれます。

整形外科で関節症という診断がつくと、薬剤、主として鎮痛剤がしばしば処方されます。しかし、鎮痛剤は関節症の原因を治す治療ではありません。原因に対する治療とは考えずに、現れた症状に対して治療することを「対症療法」といいます。対症療法のすべてが悪いわけではありませんが、関節症の場合はしばしば病状を悪化させます。

なぜなら、痛みは防御反応にほかならないからです。痛みによって人間の身体は破壊から守られています。つまり、痛みを鎮痛剤で消してしまうことは、関節症をかえって進行させることになるのです。

私は変形性股関節症に対して、人工関節置換術を先送りしたいときや、関節症本来の痛みでない「動かしはじめの痛み」がつらいとき以外は、鎮痛剤を処方しません。「鎮痛剤はなるべく服用しない」というのが原則です。変形性関節症の痛みは、「負荷をかけるのはやめてくれ！」という関節の悲痛な叫びなのです。その叫びを鎮痛剤で消してしまうと、関節は破壊へと進んでしまいます。

変形性股関節症の治療法②
骨を切って股関節の形を整える温存手術

日本では、変形性股関節症の原因のほとんどが寛骨臼形成不全です。股関節には、立ち上がったり歩いたりするさいに体重の負荷がかかります。寛骨臼形成不全の股関節では、大腿骨頭を覆っている寛骨臼の面積が狭く、さらに本来水平であるべき荷重部が傾いているため、正常な股関節と比べて寛骨臼にかかる負荷が大きくなります。その結果、股関節に多大な負荷が加わり、関節軟骨のすり減りが起こってくるのです。

股関節にかかる負荷を減らすのが、温存手術（自骨手術）です（表3―1）。骨盤や大ももの骨を切って股関節の形を整える温存手術は、人工関節に置換せずに自分の関節を残したままで股関節の形状を改善させ、症状の回復が期待できます。

変形した股関節をそっくり取り除いて人工関節に置き換える人工関節置換術に比べ、温存手術では骨を切って股関節の形状を改善させるため、まず骨切り部分の骨がくっつく（癒合する）必要があります。さらに股関節の機能が回復してくるまでに、ある程度の時間が必要となります。手術が成功しても手術後の早いうちに無理をしてしまうと、結果的によい成績が得られないこともあります。そのため、手術

表3-1 代表的な温存手術

骨切り術	**骨盤（寛骨臼）側の手術** ・キアリ骨盤骨切り術（キアリ手術） ・寛骨臼回転骨切り術（RAO） ・寛骨臼棚形成術
	大腿骨側の手術 ・大腿骨内反骨切り術 ・大腿骨外反骨切り術
その他	・筋解離術 ・鏡視下手術

後のリハビリが重要で、人工関節置換術と比べると、温存手術の入院期間はかなり長くなります。

入院期間の短縮、早い社会復帰という観点から見れば、もちろん人工関節置換術のほうが優れていますが、いくら人工関節の材質がよくなったといっても、所詮（しょせん）、人工物です。移植医療と再生医療のどちらが優れているか――本来の医療は再生医療であるべきだと思います。

変形性股関節症の治療法③ 人工関節に置き換える人工関節置換術

股関節の変形がかなり進み、ほかの治療法では改善できない場合や日常生活に支障をきたす場合は、人工関節置換術が検討されます。人工関節置換術とは、変形した股関節を取り除いて、金属やセラミックなどで作られた人工関節に置き換える手術です（図3―9）。主な対象は五十～六十歳以上の進行期・末期の変形性股関節症患者さんで、病状がどれほど進行していても受けられるのが特長です。また、一ヵ月以上入院しなければならない骨切り術などの温存手術に比べて、入院期間やリハビリの期間が病院によっては二～三週間と短くてすむのもメリットの一つです。

　変形性股関節症の痛みの多くは、股関節の変形が原因で起こります。人工関節置換術では形が整った人工物に置き換えるため、痛みなどの症状はほぼ消失します。また、股関節の可動範囲も、手術後は大幅な改善が期待できます。

　もう一つのメリットは、脚の長さの調整です。変形性股関節症が進行して股関節の変形が進むと、太ももの骨の先端（大腿骨頭）の位置がずれて変形のあるほうの脚が短くなることがあります（脚長差）。人工関節置換術では、脚長差をある程度まで調整することができます。

　ただし、人工関節置換術は、決して万能な治療法ではありません。「人工関節置換術は治療の出発点」と考える医師もいるほどです。まず、人工関節には耐用年数が約二十年という問題があります。以前と比べて耐用年数は確実に延びてはいるものの、長期間にわたって人工関節が体重を支えるうちに部品が摩耗したり、摩耗により生じた金属やポリエチレンなどの摩耗粉によって免疫反応が起こり、骨が溶けたりすることがあります。

　人工関節の部品が劣化したり土台となる骨がやせ細ったりしてしまうと、人工関節

図 3-9 人工股関節の置換方法

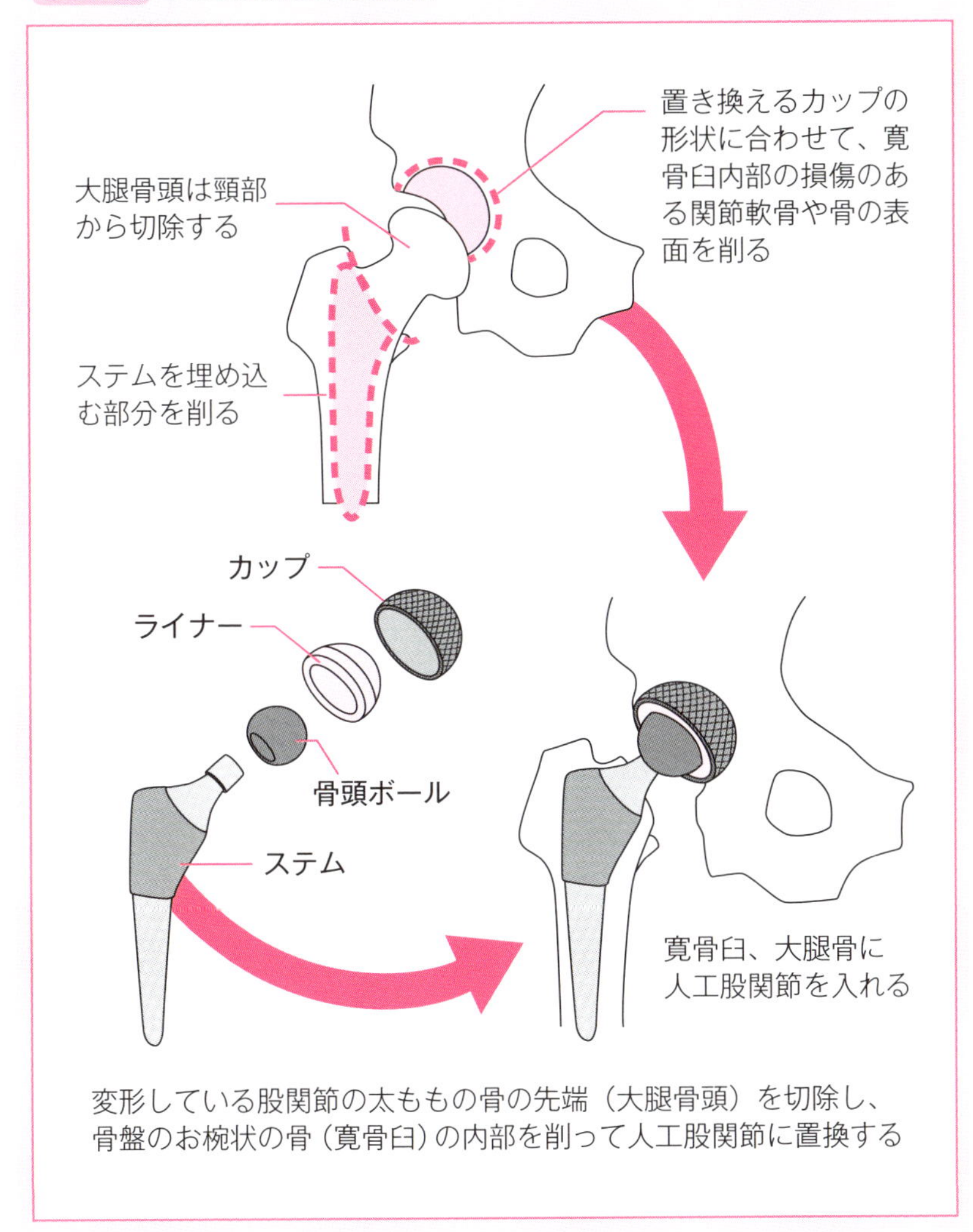

変形している股関節の太ももの骨の先端（大腿骨頭）を切除し、
骨盤のお椀状の骨（寛骨臼）の内部を削って人工股関節に置換する

が緩んでしまうため、人工関節の再置換術が必要になります。再置換術では、すでに自分の骨とくっついている古い人工関節を取り外さなければなりません。最初の置換術よりも再置換術の難易度は高く、骨が広範囲に削られていたり、老化によって骨がもろくなっていたりする場合は、非常に困難な手術になります。そのため、手術を行う執刀医には幅広い選択肢と高い技術が求められるのです。

さらに、人工関節の置換手術後は、危険な動作やアクシデントによる脱臼・人工関節周辺での骨折・細菌感染などの合併症が生じることがあります。

人工関節置換術の合併症として、まず挙げられるのが脱臼です。人工関節置換術後の脱臼は人工関節の宿命のようなもので、さまざまな対策が講じられていますが、ゼロにはできません。脱臼の予防は手術方法によって異なるため、ここで簡単に述べることはできません。それぞれ手術を受けた病院でさけるべき運動・姿勢（禁忌肢位（きんきしい））を確かめる必要があります。

細菌感染は、身体の中に人工関節という異物が入ることによって、免疫の防御反応が働きにくい部分ができるために生じます。人工関節の周囲は普通の状態より細菌に感染しやすく、感染してしまうと治りにくいという問題があります。

変形性股関節症の治療方針を決めるさいは、患者さんの年齢やニーズ、症状・股関節の変形の程度、股関節の症状が片側か両側かなど、個々のケースに応じて、長期的な生活の質の改善・維持を常に念頭においた選択が非常に重要になります。

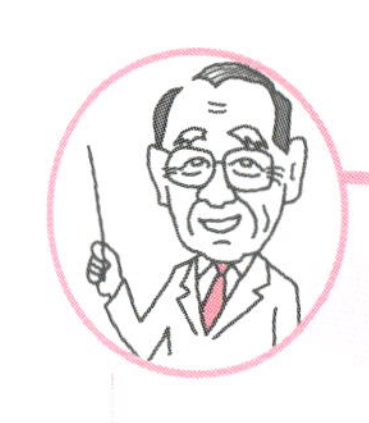

コラム

「人工関節はイヤだ！」
その理由は時代とともに変わる!?

柳川(やながわ)リハビリテーション病院には、全国各地から「人工関節置換術をどうしてもさけたい」と願う変形性股関節症(へんけいせいこかんせつしょう)の患者さんが数多く来院されます。以前なら「人工関節に置換するにはまだ若い」といった理由や、お茶やお花の先生で「正座ができないなど、日常生活が制限されると仕事が成り立たない」といった理由がほとんどでした。しかし最近、人工関節置換術を回避する理由が患者さんによって多岐にわたるようになってきました。

変形性股関節症の原因には遺伝的な要素が含まれるため、身近に人工関節置換術を受けた人がいる場合も多いものです。人工関節の手術後に問題なく経過している場合はいいのですが、脱臼(だっきゅう)や細菌感染といった合併症などのトラブルを起こすと、大手術が必要になる場合もあります。ときには高齢のため、人工関節の再置換手術ができないこともあります。そのような様子を身近に見て、「人工関節置換術は絶対にイヤだ」と思われる患者さんが出てきても不思議ではないでしょう。

また、人工関節の耐用年数と日本人の平均寿命から「安全な年代に入っています」と説明されることがあります。しかし、長寿の家系で100歳近くまで自立して生きる可能性が十分にあるなど、高齢化の影響で従来の一般論が当てはまらないケースも出てきました。変形性股関節症の治療では、自分の股関節をいかに長く維持するかが重要です。

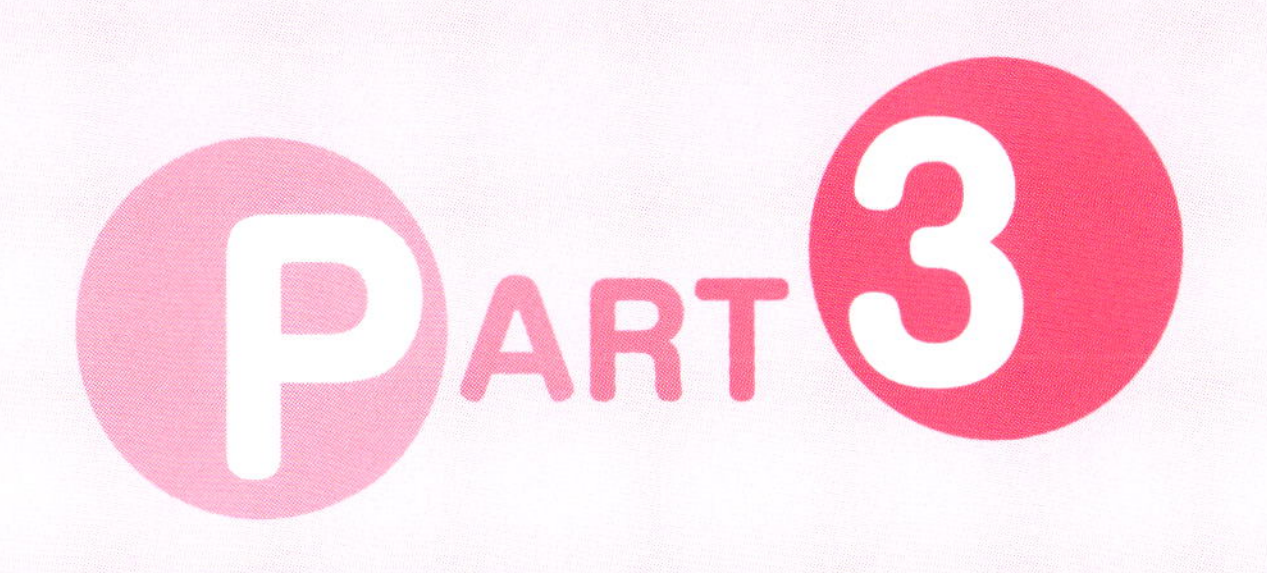

ジグリングの正しいやり方

すり減った関節軟骨は、ジグリングで栄養を与えて再生させる！

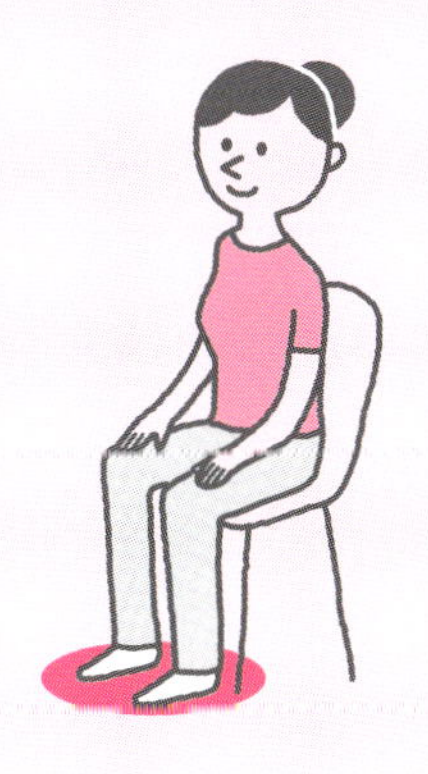

下半身から始まる老化を防ぐためにも、ジグリングで体幹の中心的な関節「股関節」を丈夫に保ちたい！

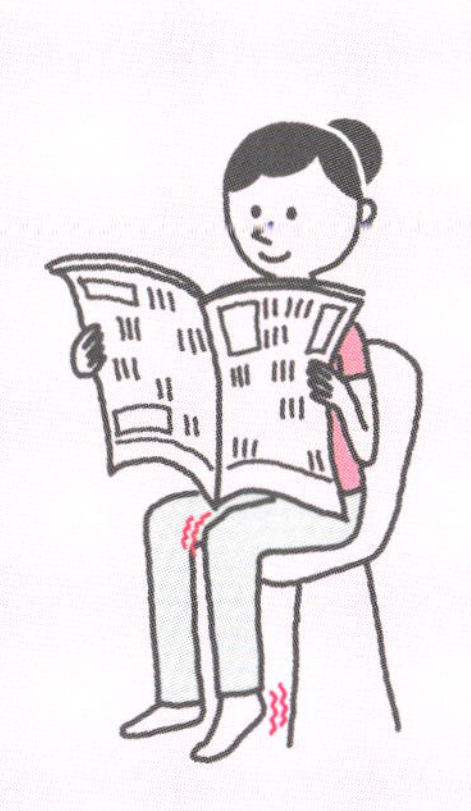

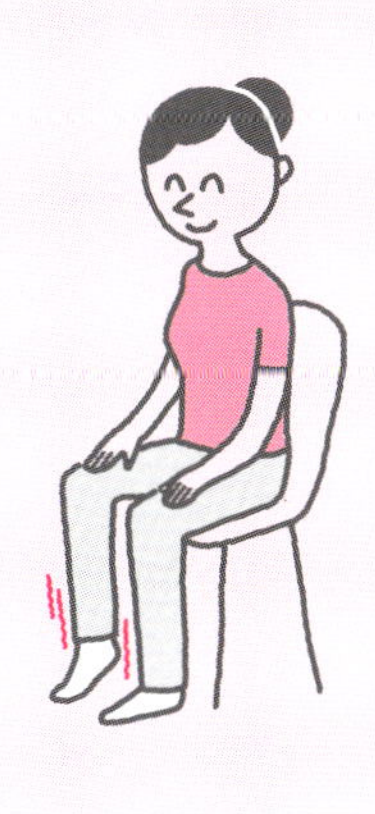

股関節を小刻みに動かしつづけると軟骨が再生してくる

なぜ「ジグリング（びんぼうゆすり）」を行うと変形性股関節症が改善するのでしょうか？　それは「股関節に過度の圧力を加えずに小刻みに動かしつづけると、動物実験でも証明されているように、関節表面に軟骨が再生してくる」と考えられるからです（九六～九七ページ参照）。

関節軟骨には、血管やリンパ管、神経がなく、栄養は関節液によって補給されています。関節液による栄養補給は関節の運動によって促され、運動を行われないと関節軟骨への栄養が不足し、変形性関節症の発症につながってしまいます。

イスなどに座った状態であれば、股関節に負荷がかからず、股関節周辺の筋肉も十分に緩みます。その状態でジグリングを行うと、持続的に股関節を動かして関節軟骨に栄養が供給され、関節軟骨の再生が促されやすくなると考えられるのです。

股関節がいまはまだ特に悪くない人も、ジグリングで股関節を刺激しつづけることによって、次のような健康効果が期待できるでしょう。

●ストレス解消
●集中力の向上
●血行促進
●脚の冷え・むくみの軽減
●健康な老けない身体作り

その意味でも、若い人たちにもおすすめしたいのがジグリング健康法です。私の推奨するジグリングは、特別な方法によるものではありません。誰もが普通に日常生活で行っている「びんぼうゆすり」と何ら変わらず、副作用の心配もありません。

ただ、何点か注意点がありますので、それを守って行っていれば問題はないでしょう。ジグリングを行うことで股関節などに痛みが出てきた場合は、すぐに中止してください。

ジグリングの効果を上げるポイント
ひざの角度・かかとの上げ具合などをチェック！

それでは、いよいよジグリングを実際に行ってみましょう。次の順番に従ってジグリングのやり方を覚えてください（図4―1、4―2）。

ポイント P1 イスは、足がピッタリ床につく高さのものを使います。高すぎるイスは ×

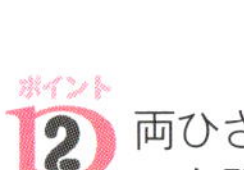

ポイント P2 両ひざは開いた状態でも閉じた状態でも構いません

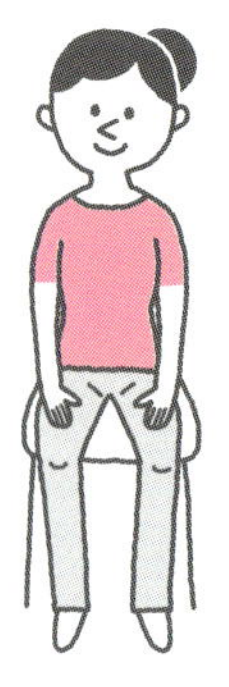

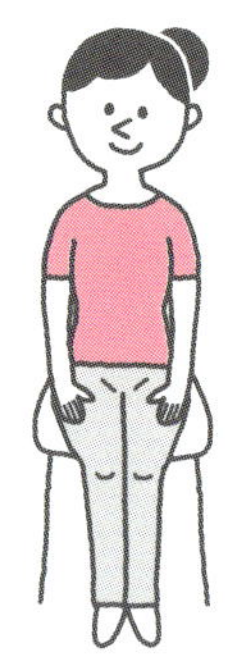

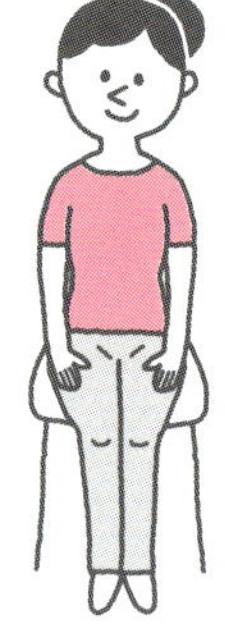

ポイント P3 基本的には症状のある脚でジグリングを行いますが、予防のためにもう一方の脚でもジグリングを行ってもいいでしょう

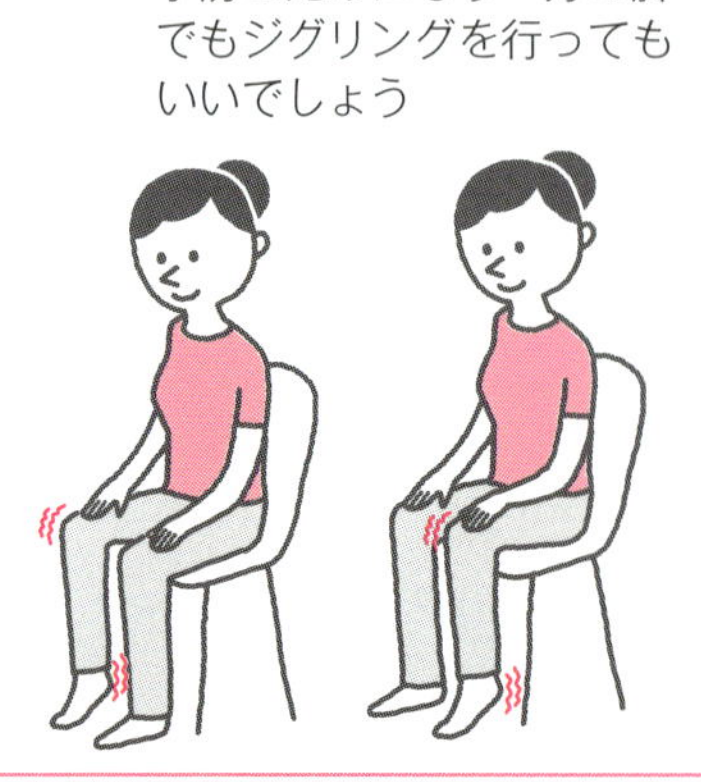

図 4-1 びんぼうゆすりの効果を上げるポイント

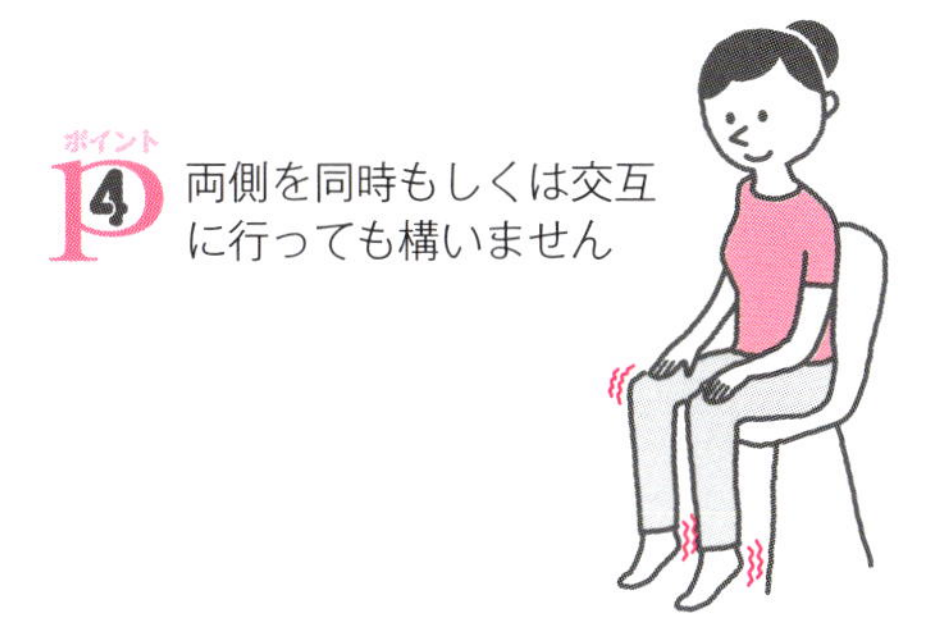

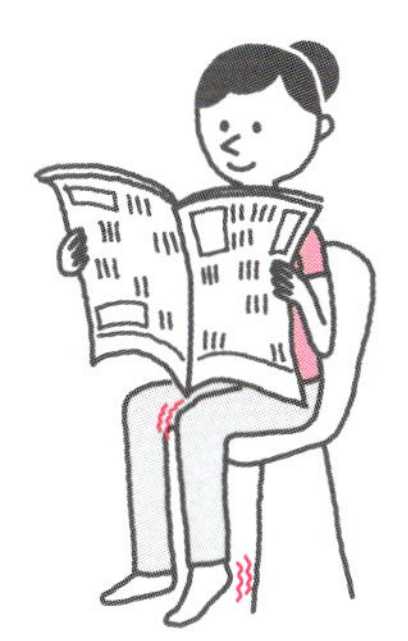
ポイント 5
クセになるほど行うのが
効果を生むポイント

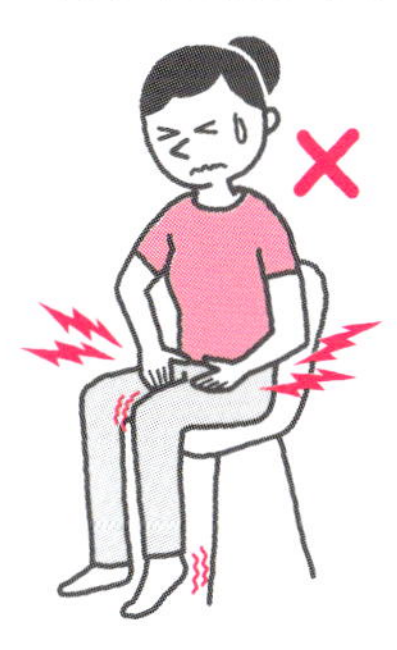

ポイント 7 股関節の温存手術後に行う場合は、手術した骨がくっついているか（癒合（ゆごう）しているか）を確認してから行ってください。そのため、始める前には主治医に必ず相談してください（一般的な目安は手術後８～10週間）

理想的な
ひざの角度①

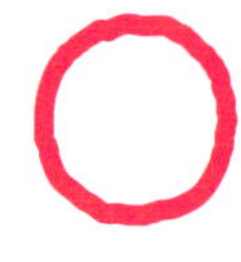

ひざの曲がりが
90 度ぐらい

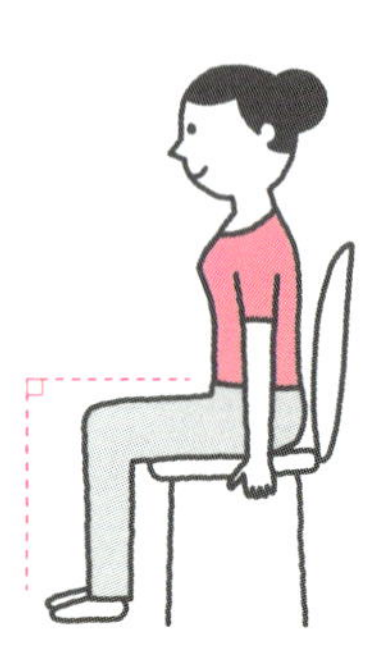

理想的な
ひざの角度②

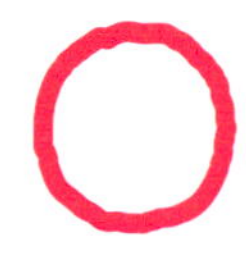

ひざの曲がりが
90 度以内

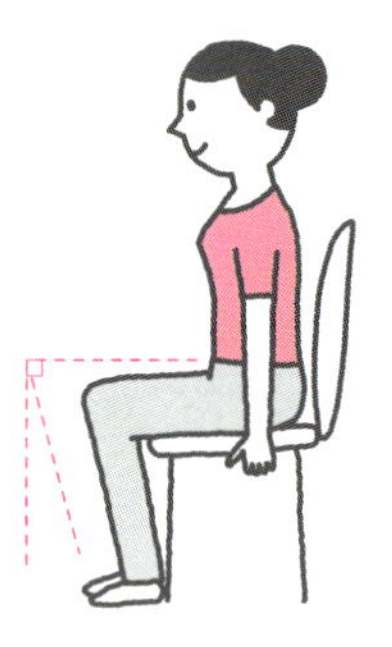

よくない
ひざの角度②

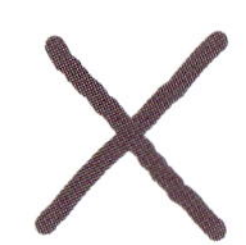

ひざの曲がりが
90 度以上
ひざから下が前
に出ている

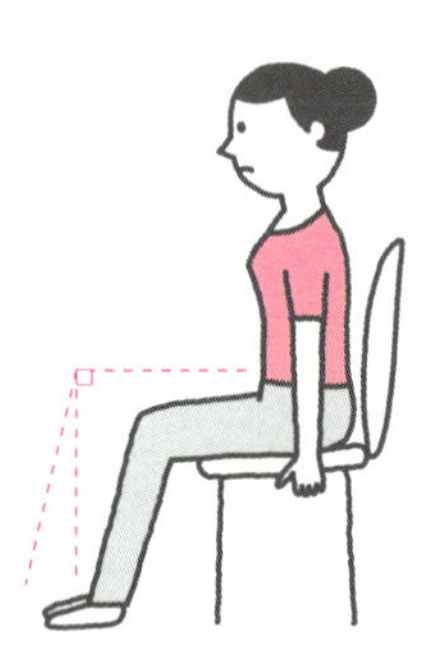

図 4-2 びんぼうゆすりのピンポイントアドバイス

ポイント 1
ジグリングを行うほうの脚のかかとは、床から最低でも２㎝以上上がっていれば理想的

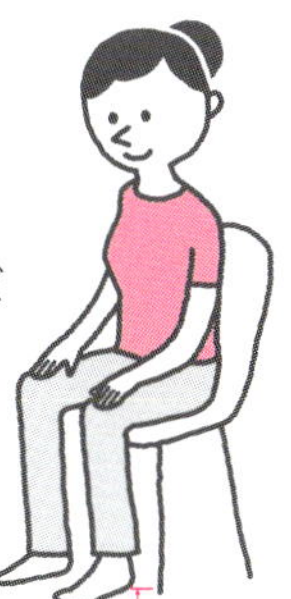

ポイント 2
大きく上下させてもよい

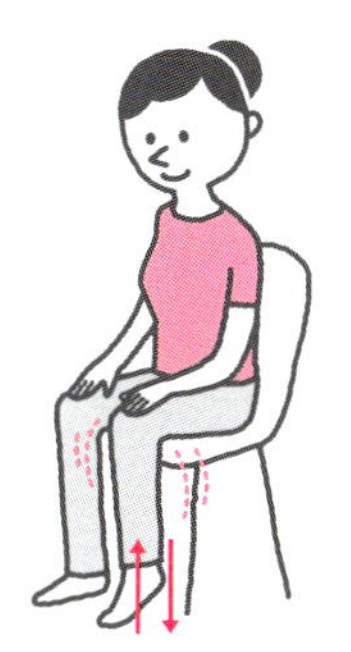

ポイント 3
小刻みに上下させるのもよい

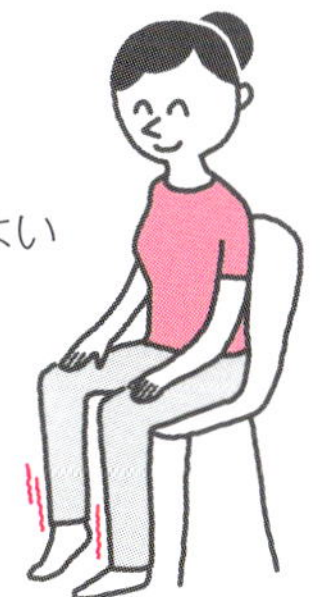

ポイント 4
心地よく感じられるペースで、できるだけ多くゆする

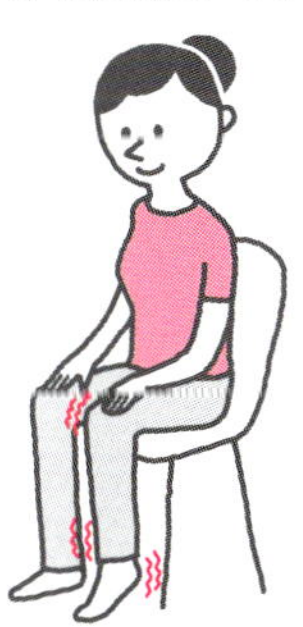

人工関節をすすめられた変形性股関節症でもジグリングで痛みが消え、軟骨も再生した！

老若男女（ろうにゃくなんにょ）を問わず、いつでもどこでも簡単にできるジグリングですが、長時間にわたって意識的に継続するのは、想像以上に容易なことではありません。「ジグリングがうまくできない」「後日、筋肉痛になった」などの理由から、長続きしないという問題もあります。そこで、柳川（やながわ）リハビリテーション病院では二〇一三年から、足を乗せるだけで自動的にジグリングの補助をしてくれる自動ジグリング器を導入しています。次に、自動ジグリング器によって症状が改善した変形性股関節症の患者さんをご紹介しましょう。

■人工関節の手術をすすめられたが、股関節のすき間が開いて温存手術も回避できたDさん（五十六歳・女性）

Dさんは、出生後まもない乳児期に右股関節の脱臼（だっきゅう）が見つかり、治療を受けました。その後は特に問題なく過ごし、三人の子どもにも恵まれましたが、四十代半ばから長

図4-3 Dさん（56歳・女性）の改善例

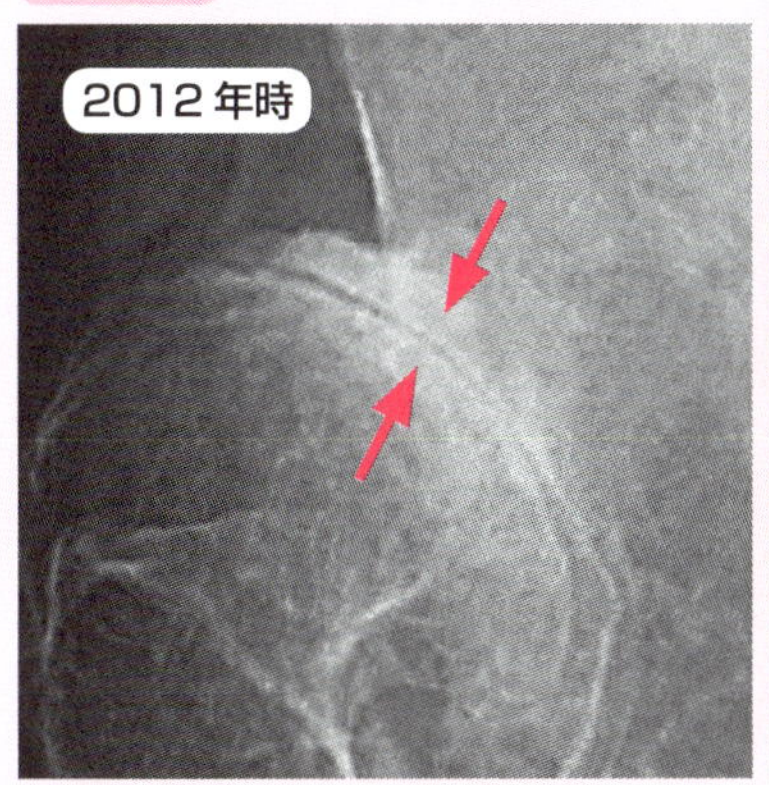

股関節のすき間がほとんどなく、骨と骨の一部が接触している

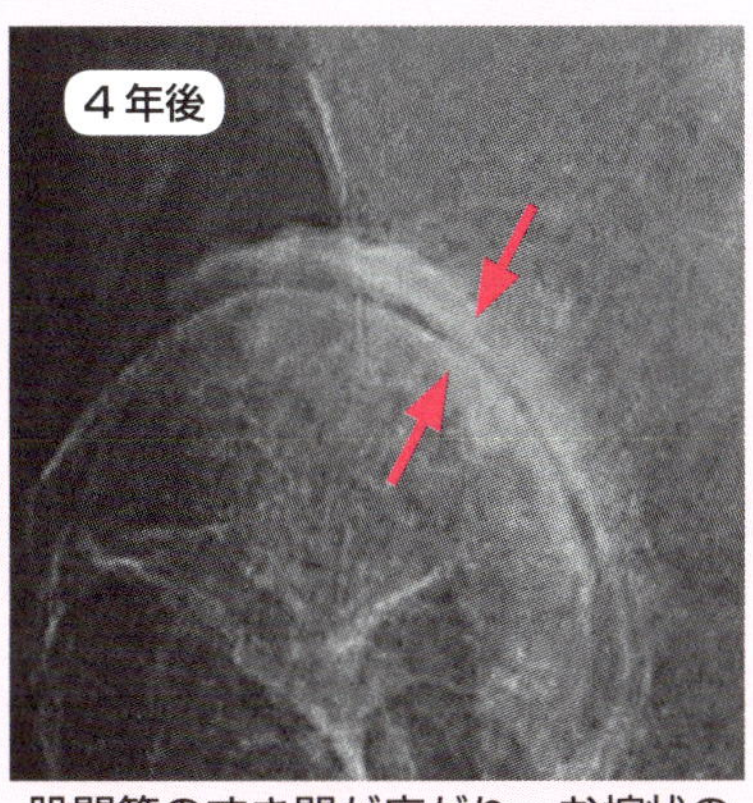

股関節のすき間が広がり、お椀状の骨盤のくぼみが太ももの骨を覆う面積も増えている

距離を歩いた後などに右股関節に違和感を覚えるようになったといいます。

Dさんの右股関節の違和感は徐々に痛みへと悪化。五十歳を過ぎるころには安静時にも激痛に襲われるようになり、近くの病院で右股関節が末期の関節症と診断されました。人工関節に置き換える手術をすすめられましたが、まだ五十代と若かったこともあり、人工関節の手術以外の治療法を求めて二〇〇六年に柳川リハビリテーション病院を受診されました。

Dさんの股関節部のレントゲン写真を見た私は、骨盤の骨を切って股関節の形状をよくする温存手術（キアリ手術）をすすめました。Dさんは、家庭の事情もあってしばらく経過を観察していましたが、なかなか手術に踏み切れずにいる様子でした。そのため、私は積極的にジグリングを行うようにすすめました。

Dさんは、イスに座る機会があれば、意識的にジグリングを行ったといいます。さらに二〇一三年十一月からは、自動ジグリング器を一日一時間ほど使用しました。すると、一年後には右股関節の痛みが明らかに軽減していることを実感。毎年撮影しているレントゲン写真でも、股関節のすき間が徐々に開いてきていることがはっきりと確認できました（図4―3）。

日常生活を問題なく送れるようになったと喜ぶDさん。現在も右股関節の状態は良好で、手術を回避することができています。

■夜も眠れないほどの股関節の激痛が三ヵ月で消失し、人工関節手術を回避できたEさん（五十三歳・女性）

Eさんは、四年前から右脚のつけ根に痛みを覚えるようになり、ほかの病院で右股関節が末期の関節症と診断されました。振り返ってみると、二十代のころから右股関節の動きが悪いような自覚症状があったそうです。人工関節に置き換える手術をすす

図 4-4　E さん（53 歳・女性）の改善例

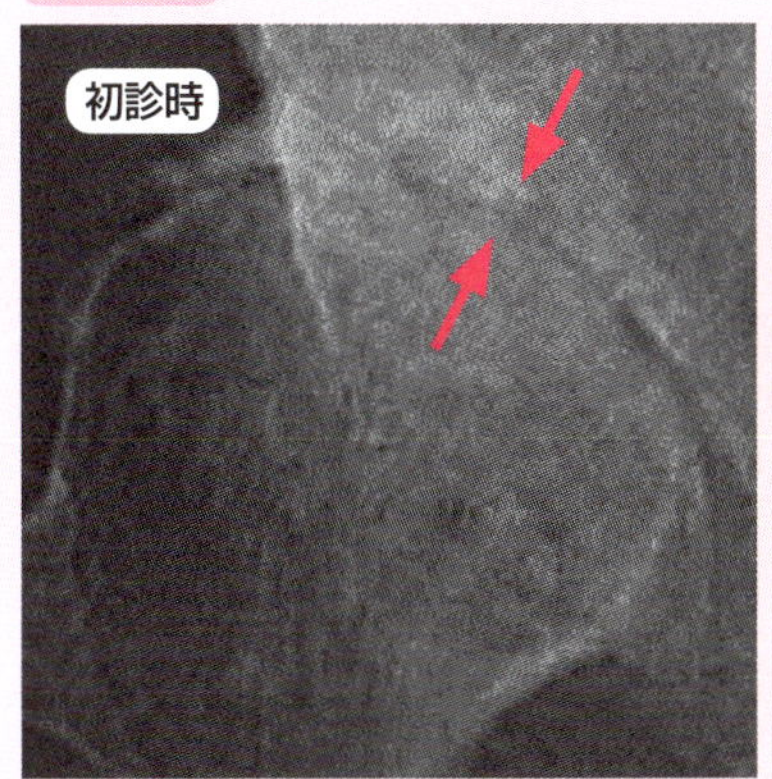

股関節のすき間が狭まり、骨と骨の一部が接触した状態になっている

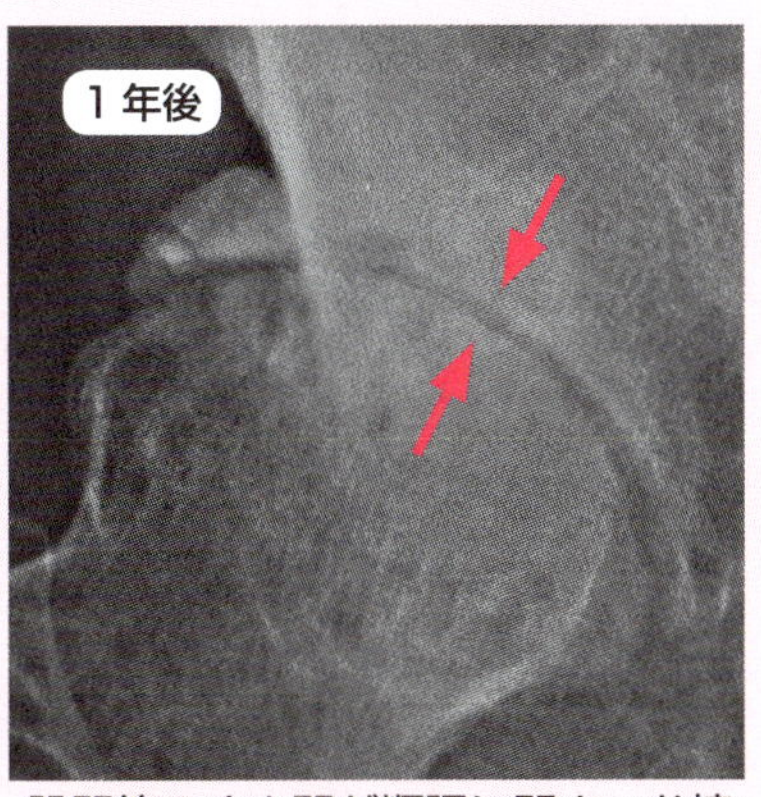

股関節のすき間が順調に開き、お椀状の骨盤のくぼみが太ももの骨を覆う面積も増えている

められましたが、手術を受けたくない一心で、CPMという持続的に関節を動かす訓練装置を中心にしたリハビリに一年以上励みました。しかし、症状はほとんど改善しなかったといいます。

その後、Eさんは、寝ても覚めても右股関節の激痛に襲われるようになり、杖（つえ）なしでは歩くのも困難で、家に引きこもって寝込んでいる状態だったといいます。二〇一四八月に柳川リハビリテーション病院を訪れたときには、足を床につくどころか寝返りさえできず、夜もあまり眠れなかったそうです。

そこで、Eさんにはジグリングを積極的に行うようにすすめました。Eさんは、自動ジグリング器を一日三時間使用しました。すると、二ヵ月後には右股関節の痛みが軽減しはじめたのです。

三ヵ月後にはEさんの右股関節痛はほぼ消失。外出時にも杖が不要になり、階段も手すりにつかまらずに昇り降りできるようになったそうです。さらに、あぐらや正座はもちろん、しゃがんだりする日常の動作も楽に行えるまでに改善したといいます。

一年後の定期検診で撮ったEさんのレントゲン写真では、股関節のすき間が順調に開いている様子が確認できました（図4―4）。Eさんは、股関節治療のために休職していた職場にも無事に復帰を果たすことができ、ハイヒールをはくなど、オシャレをして外出するのを楽しんでいるそうです。

■ほかの病院で人工関節以外の治療法はないといわれた変形性股関節症が改善し、階段をスタスタ昇れたFさん（四十一歳・女性）

Fさんは、出生後まもない乳児期に右股関節の脱臼が見つかり、発育性股関節形成不全（脱臼）と診断され、治療を受けました。しかし、十一歳のとき、歩行時に右股関節に痛みが出るようになったため、自分の骨を切って股関節の形状をよくする寛骨臼（かんこつきゅう）

図4-5　Fさん（41歳・女性）の改善例

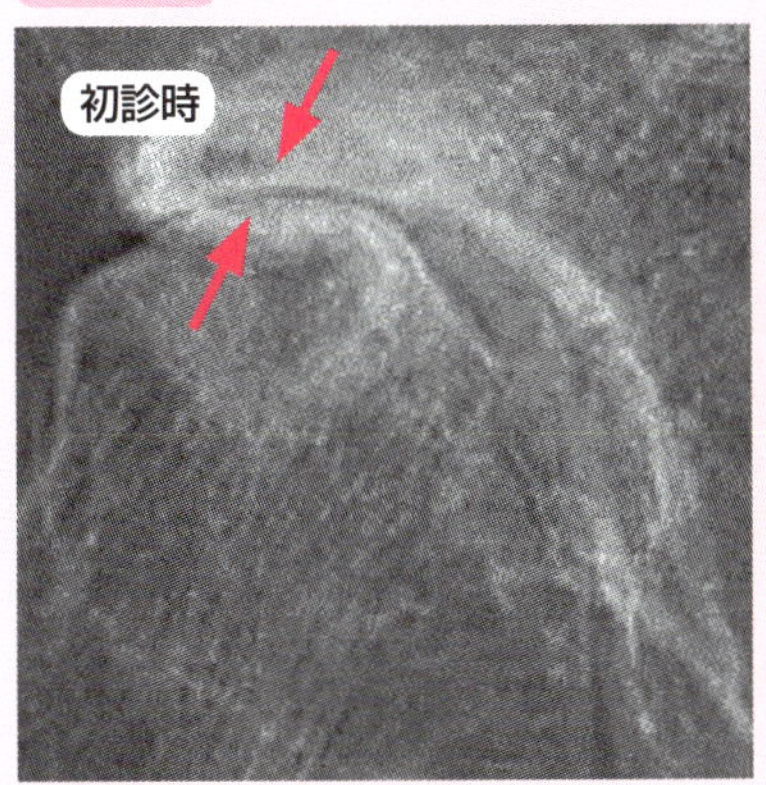

股関節のすき間が狭まり、骨と骨の一部がぶつかっている

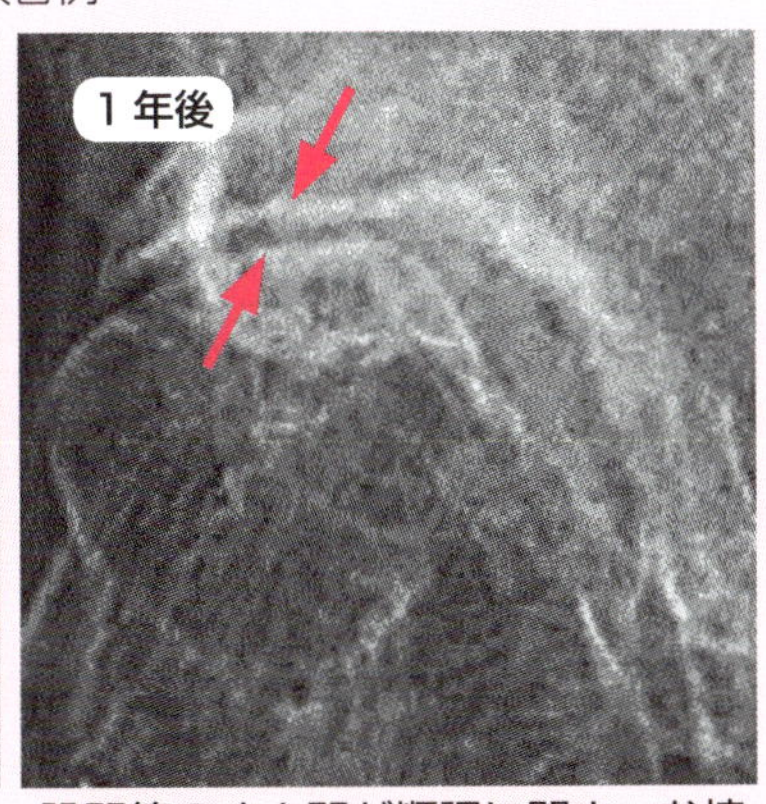

股関節のすき間が順調に開き、お椀状の骨盤のくぼみが太ももの骨を覆う面積も増えている

棚形成（たなけいせい）術といわれる温存手術を受けました。

その後、股関節の痛みとは無縁の生活を送ってきたFさん。しかし、四十代になってから右脚のつけ根に違和感を覚えはじめ、数ヵ月後には「ズキッズキッ」と刺すような痛みが走るようになったといいます。ほかの病院で検査を受けた結果、右股関節が進行期の関節症と判明。「人工関節に置き換える手術を検討しなければならない」と告げられたそうです。

セカンドオピニオンを求めて何ヵ所もの整形外科を受診したFさんですが、人工関節置換術以外の治療法は見つからなかったといいます。しかし、Fさんは四十代前半と若く、将来的に再手術を受けるリスクが高かったため、「どうしても手術を受けたくない」と、二〇一四年九月に柳川リハビリテーション病院を訪れました。私は、Fさんに太もも骨を切って股関節の形状をよくする温存手術（外反骨切り術）を行い、CPMによるリハビリをして、様子を見るようにすすめました。さらに、二〇一四年十二月から自動ジグリング器を一日二時間使用したFさん。二ヵ月後には座った状態から立つときに走った右股関節の激痛が消失。退院後は片杖を使う生活をずっと送っていましたが、毎日欠かさずにジグリングを行いつづけたところ、杖なしでも楽に歩けるようになったそうです。

二〇一五年十二月に撮影したレントゲン写真では、股関節のすき間が順調に開き、お椀状の骨盤のくぼみ（寛骨臼）が太ももの骨（大腿骨頭(だいたいこつとう)）を覆う面積も増えていることを確認（図4―5）。Fさんは手すりにつかまって一段一段しか昇れなかった階段もスタスタ昇れるようになり、仕事にも復帰できたと喜んでいました。

■幼少期に手術を受けた股関節が進行期の関節症になったが、再び股関節のすき間が開き職場復帰を果たしたGさん（五十一歳・女性）

Gさんは、乳児期に発育性股関節形成不全（脱臼）の治療を受けました。しかし、

図 4-6　G さん（51 歳・女性）の改善例

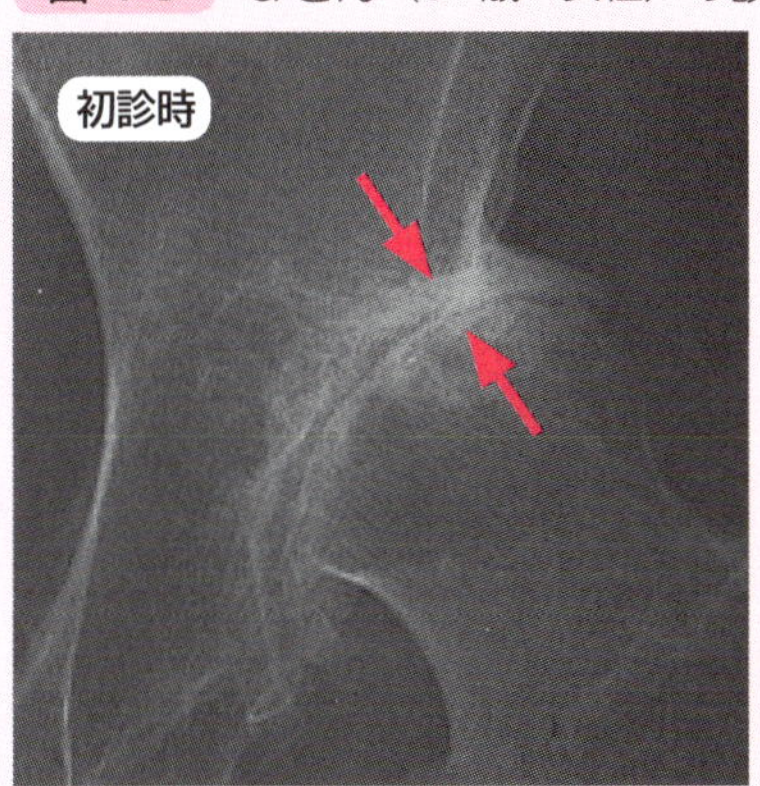

骨盤のお椀状の骨の面積が小さく、上のほうの股関節のすき間がほとんど開いていない

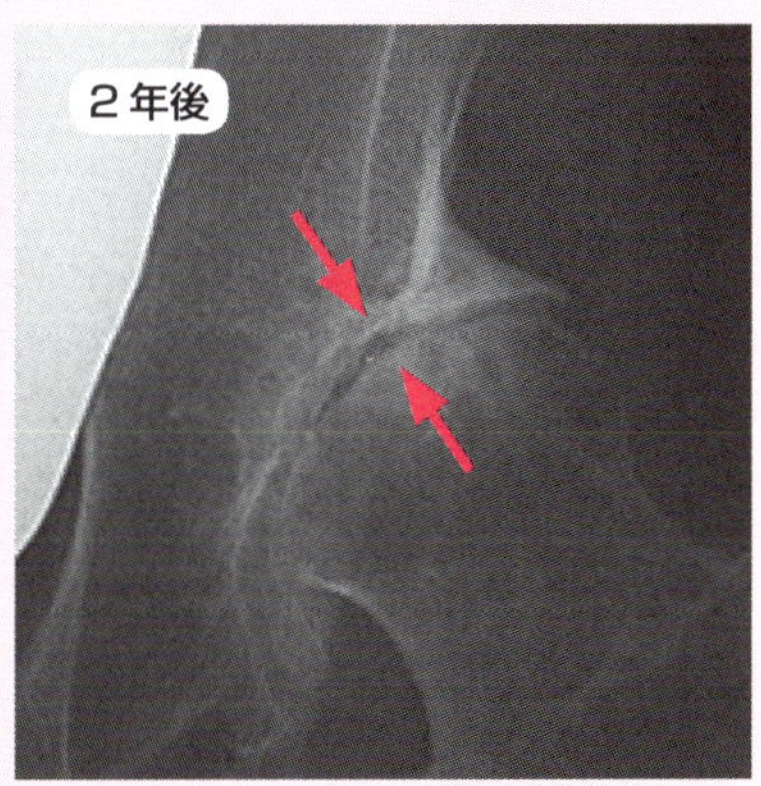

自動ジグリング器の使用で股関節のすき間が十分に開いているようすがわかる

結果が思わしくなく、九歳のときに左股関節の手術（寛骨臼棚形成術）を受けました。その後、股関節の状態は徐々に悪化。八年前、ほかの病院で両股関節ともに末期の関節症と診断され、両側とも人工関節に置き換える手術をすすめられました。Gさんは、手術日の予約までしていましたが、どうしても人工関節の置換手術を受けたくなかったといいます。二〇一三年四月に柳川リハビリテーション病院を訪れたときには、両股関節ともに状態はかなり悪く、一〇メートル歩くのもつらいほどでした。

Gさんは右股関節にキアリ手術を受け、無事に終了。約五ヵ月間の入院生活中、左股関節に対して、最初はCPMによるリハビリを行い、次いで自動ジグリング器の使用をすすめました。

Gさんが自動ジグリング器を一日二時間使用したところ、レントゲン検査のたびに、股関節のすき間が順調に広がっていったのです。二年後に撮ったレントゲン写真では、股関節のすき間が十分に開いていることを確認（図4—6）。入院前に仕事を辞められたGさんですが、いまでは職場復帰を果たされました。

「脚を切断してほしい」と思うほどの股関節の激痛が消失したHさん（五十六歳・女性）

Hさんは十四年前にほかの病院で左股関節が末期の関節症と診断され、人工関節の置換手術をすすめられていました。その後、症状は徐々に悪化。じっとしているときも股関節にズキズキした激痛が走り、せつなさのあまり「脚を切断してほしい」と思うほどだったといいます。

そこで、私はHさんの左股関節にキアリ手術をしたうえで、ジグリングをすすめました。五ヵ月間の入院中、CPMという訓練装置などを使ったリハビリに加えて、積極的にジグリングを行ったところ、手術直後には開いていなかった股関節のすき間が、

図 4-7　Hさん（56歳・女性）の改善例

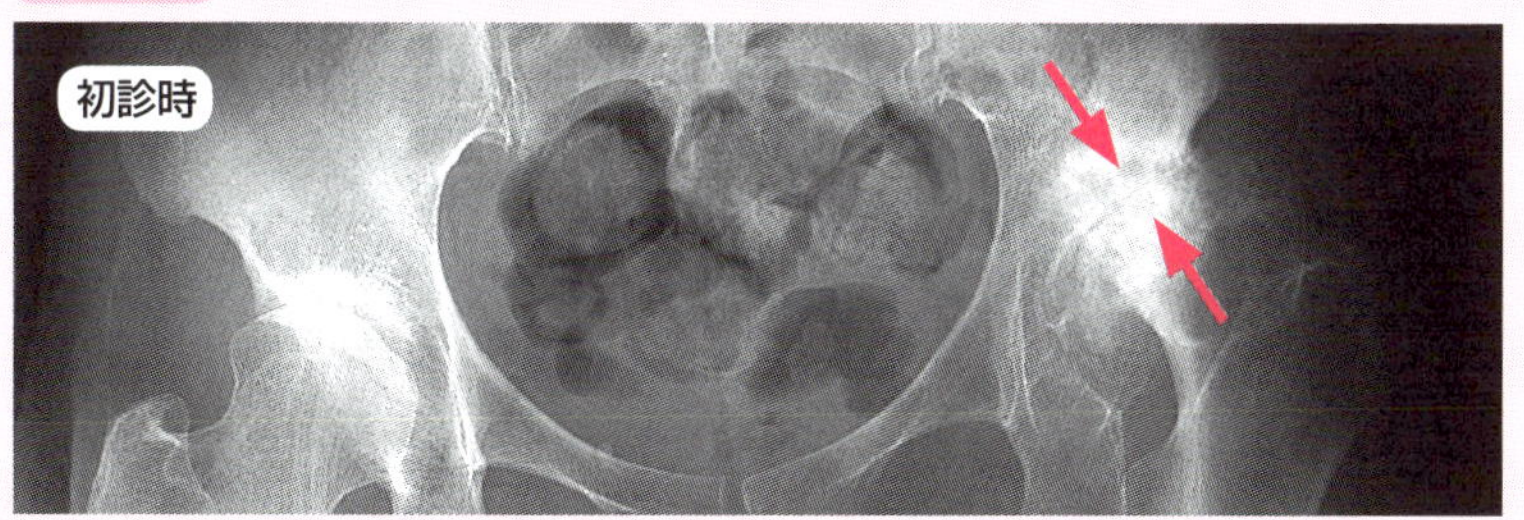

左脚の股関節が末期の変形性股関節症で、股関節のすき間がほとんどない状態になっている

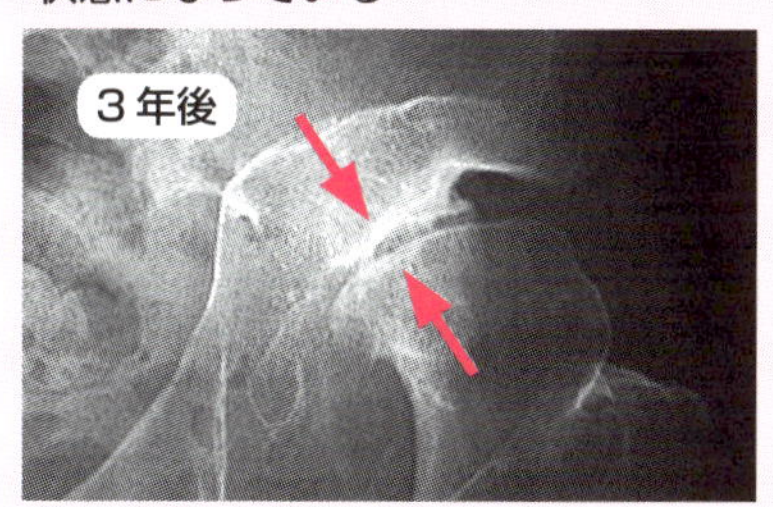

股関節のすき間が十分に開いているようすがわかる

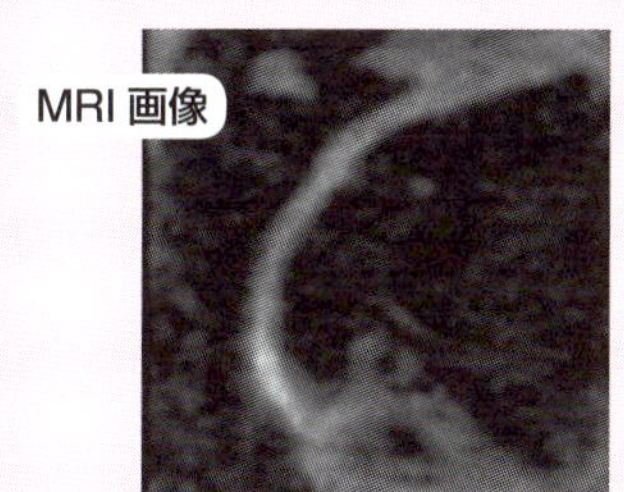

軟骨（白く見える部分）が再生していることがハッキリと確認できる

レントゲン検査のたびに広がっていったのです。さらに退院後、一日三十分以上自動ジグリング器を使用した結果、股関節のすき間は順調に広がり、ＭＲＩ（磁気共鳴断層撮影装置）の画像で、関節軟骨が再生していることが確認できました（図４―７）。

長い間、悩みの種だった股関節の痛みも消失。手術前は身体を大きく上下させながら左脚を引きずってしか歩けなかったＨさんですが、現在では普通に歩けるようになったと喜ばれていました。

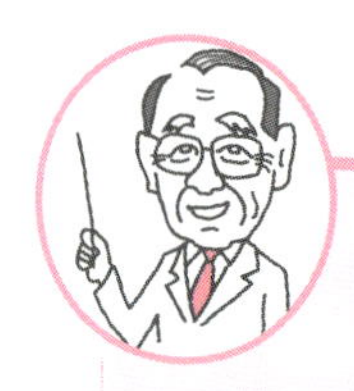

コラム

ジグリングが有効な人と無効の人の違いは？

手術に頼らない保存療法として、ジグリング（びんぼうゆすり）がどのような状態の股関節に有効なのか、もしくは無効なのかを、これまでの症例を踏まえて以下に記します。なお、以下で述べる「有効」とは、股関節のすき間（関節裂隙）が広がった改善例で、初期の変形性股関節症に対する進行予防の効果ではありません。

①両側例に効果が認められたのは１例のみで、ほかはすべて片側例（かつては両側例だったが、手術で片側例になったものを含む）。両側例をともにジグリングで改善させるのは難しい傾向にある
②有効か無効かは年齢に無関係（80代の人の有効例もある）。ただし、活動性の高い人は改善が難しい
③ＢＭＩは出していないが、肥満体の人は改善しにくい傾向にある
④骨頭寛骨臼指数（ＡＨＩ、47〈図は49〉ページ参照）の程度に関しては、60％以下のものはほとんどが無効（日本人の正常値は80％以上）
⑤寛骨臼外側縁傾斜角（ＡＥＡ、48〈図は50〉ページ参照）が「－」の場合、程度がごく軽度であれば、わずかだが有効例はある。ただし、重度であれば有効例はない
⑥寛骨臼縁の骨棘は有効例のほぼ全例に認められ、骨棘の形成がジグリング有効例の条件と考えられる
⑦大腿骨頭の円形度（岡野氏の提唱した骨頭円形指数、48〈図は50〉ページ参照）はほとんどが50％前後（完全な円形骨頭は50％）
⑧自動ジグリング器を１日２時間使用して改善が見られるまでにかかった期間はほとんどが１年半～２年半

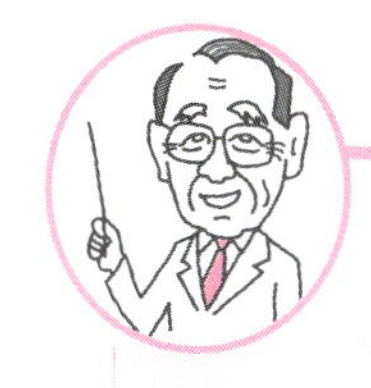

ここに注目！

ジグリングの治療目的は、
次の３つに分けられる

①変形性股関節症に対する保存療法
②関節温存手術後のリハビリテーション
③関節温存手術後の悪化例に対する保存療法

①変形性股関節症は、寛骨臼形成不全（かんこつきゅうけいせいふぜん）などの股関節の形状異常の程度が重度だと若くして発症しますが、軽度だと50～60歳になって発症します。保存療法としてジグリングの有効例が高齢者に多いのは、股関節の形状異常の程度が軽い場合にジグリングが有効だからです。つまり、一次性に近い形状で、50歳以上の人に発症する変形性股関節症に有効といえるでしょう。

②ジグリングが有効かどうかを判断する、特に重要な股関節の形状に関する項目は「寛骨臼外側縁傾斜角（かんこつきゅうがいそくえんけいしゃかく）（ＡＥＡ、48〈図は50〉ページ参照）」です。ジグリングは寛骨臼外側縁がほぼ水平になっている場合に有効といえます。寛骨臼外側が急峻（きゅうしゅん）（寛骨臼形成不全の程度が重度）で、軟骨が再生しても荷重に耐えるだけの寛骨臼の水平面が得られないと判断したとき、関節温存手術（自骨手術）で寛骨臼の形状を改善してから、ジグリングを行うように指導しています。関節温存手術後のリハビリテーションにジグリングを導入してから、従来ではあきらめていた進行期・末期例にも関節温存手術の適応が広がりました。

③関節温存手術でいったん変形性股関節症がよくなった後、時を経て再発・悪化してきた場合、ジグリングのよい対象になります。寛骨臼形成不全はすでに関節温存手術によって改善されていることが多く、ジグリングによって軟骨が再生されれば、変形性股関節症の症状がよくなるからです。

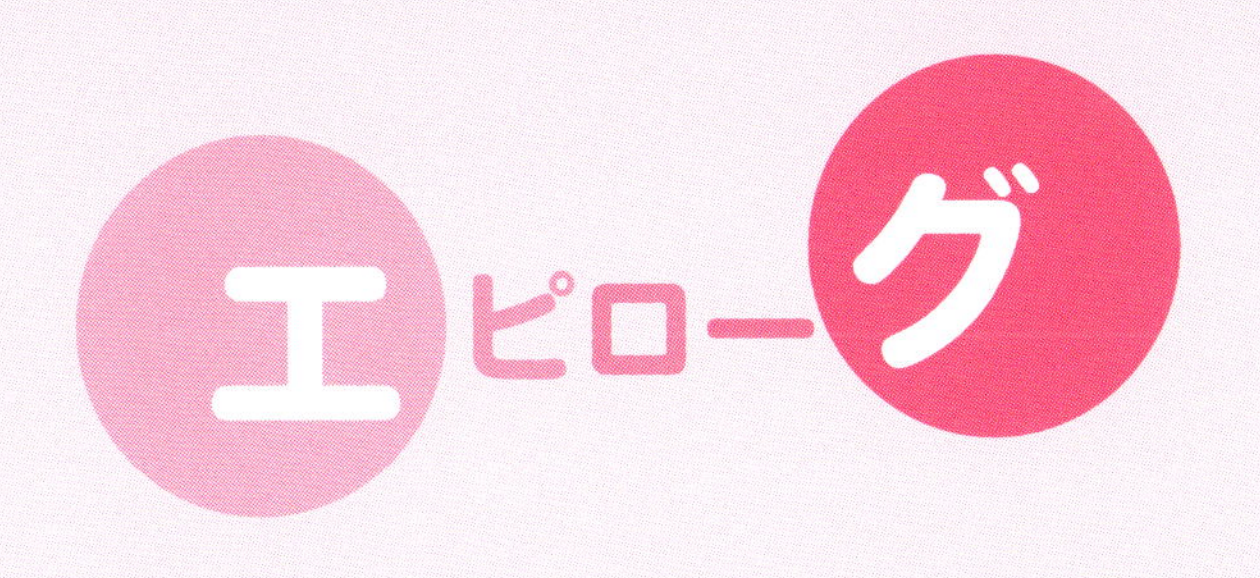

クセになるまで続けたい ジグリング

日常生活で股関節に負荷をかけないよう、心がけてほしいこと

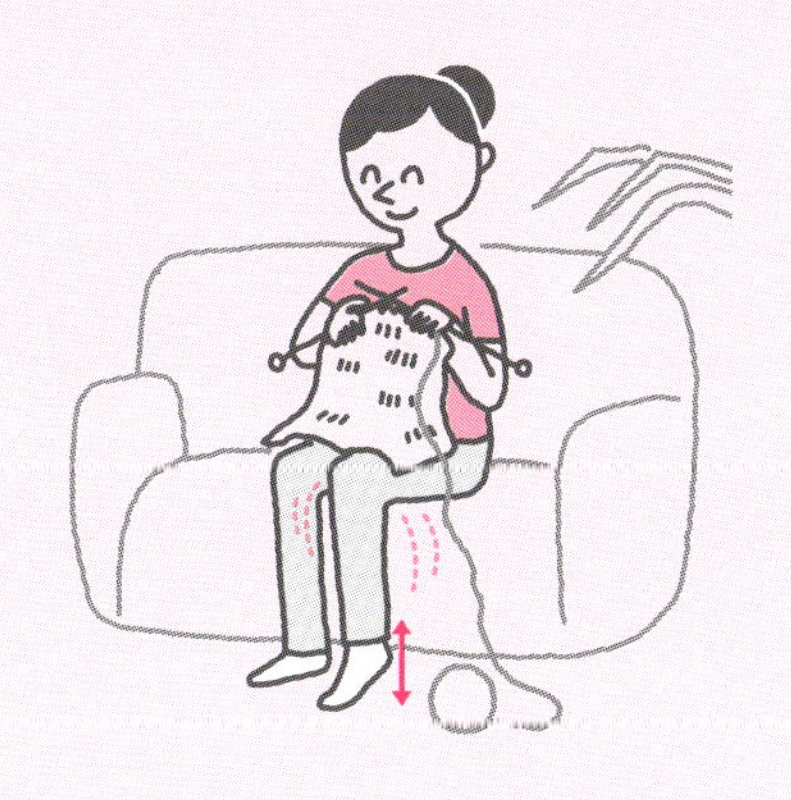

筋トレや水泳・水中歩行は禁止！
従来の変形性股関節症の治療方針の
常識を覆すその理由とは？

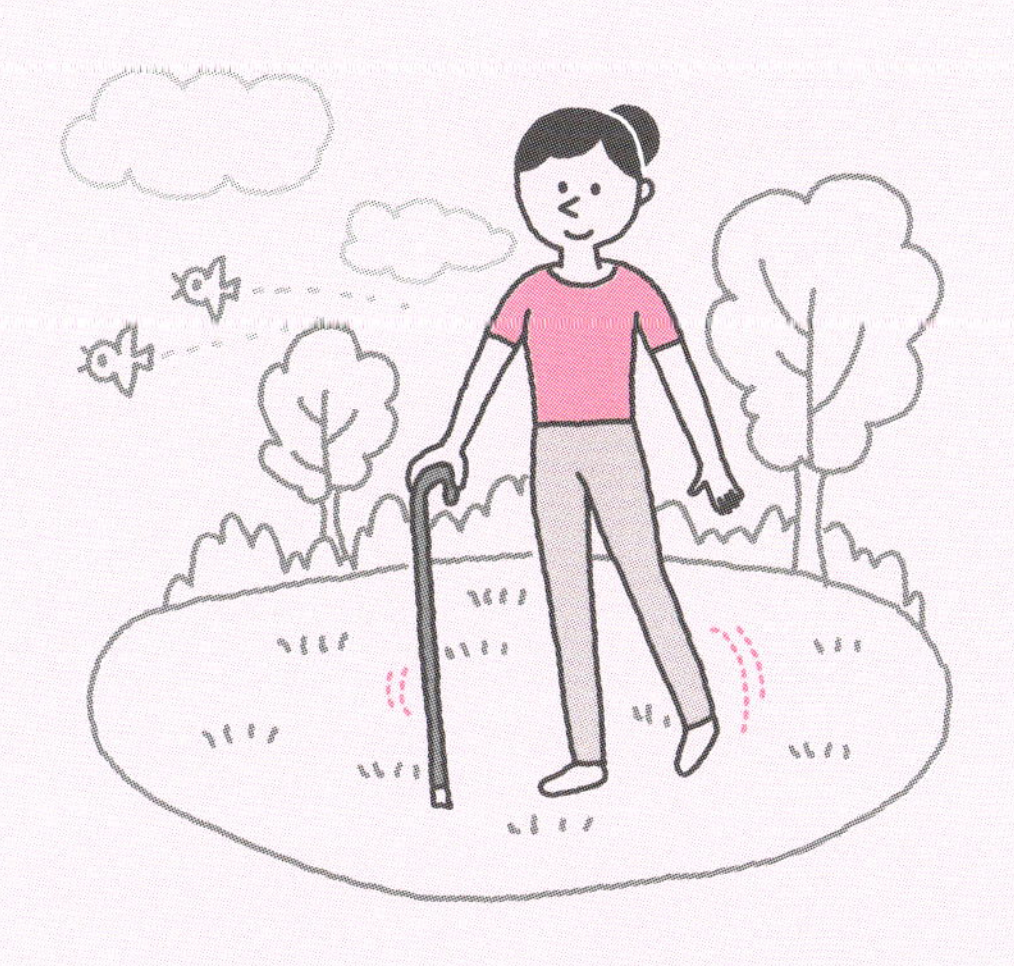

股関節の関節軟骨を再生させるにはジグリングをクセになるまで続けよう!

私が提唱する変形性股関節症の保存療法は、イスに座って症状のある脚で「ジグリング(びんぼうゆすり)」を行うだけです。年齢や性別に関係なく、お年寄りでもテレビ観賞や読書など、何かをしながら無理なく続けることができ、股関節の温存手術の前でも後でも行うことが可能です(図5―1)。ただし、人工関節に置き換えた脚では行ってはいけません。

ジグリングは、イスに座った状態でつま先は床につけたままでかかとを小刻みに上下に運動させることで、股関節のすり減った関節軟骨を再生させる期待が持てます。クセになるまで続けることが効果を生む最大のポイントです。

ジグリングで関節軟骨が再生するくわしいメカニズムは、まだはっきりとは解明されていません。しかし、イスに座った状態で股関節に負荷を加えることなく持続的に動かしていると、その刺激で関節液が循環して関節軟骨に栄養が供給されやすくなるからではないかと考えられます。

ジグリングに加え、さらに私は杖を使うことをすすめています。杖を使って歩くと、股関節に与える負荷が軽減され、変形性股関節症の進行を遅らせることができるからです（図5―2）。

杖の使用は、特に若い年代の人ほど嫌がる傾向にありますが、ずっと長く使うものではありません。脚を骨折した患者さんが一時的に松葉杖をつくように、股関節の状

図 5-1　びんぼうゆすりと杖の特長

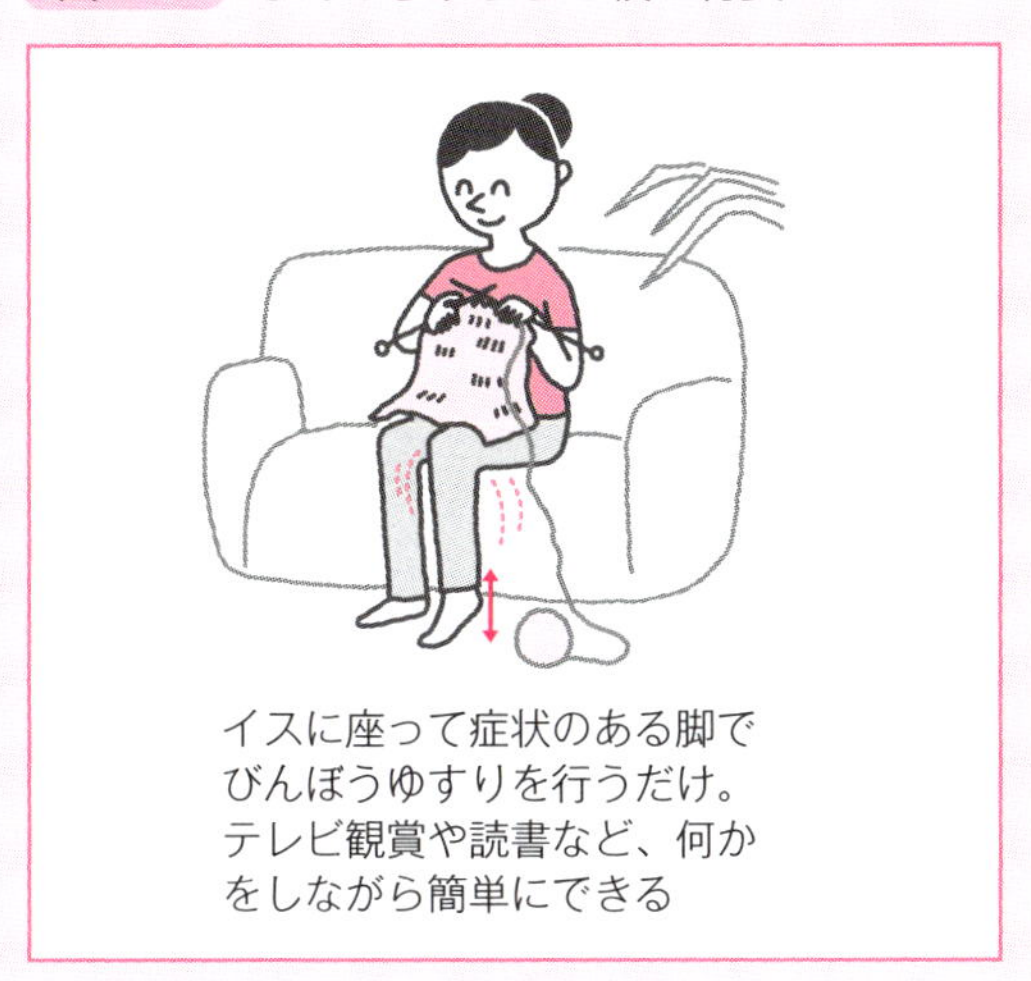

イスに座って症状のある脚でびんぼうゆすりを行うだけ。テレビ観賞や読書など、何かをしながら簡単にできる

図 5-2　杖の使用のすすめ

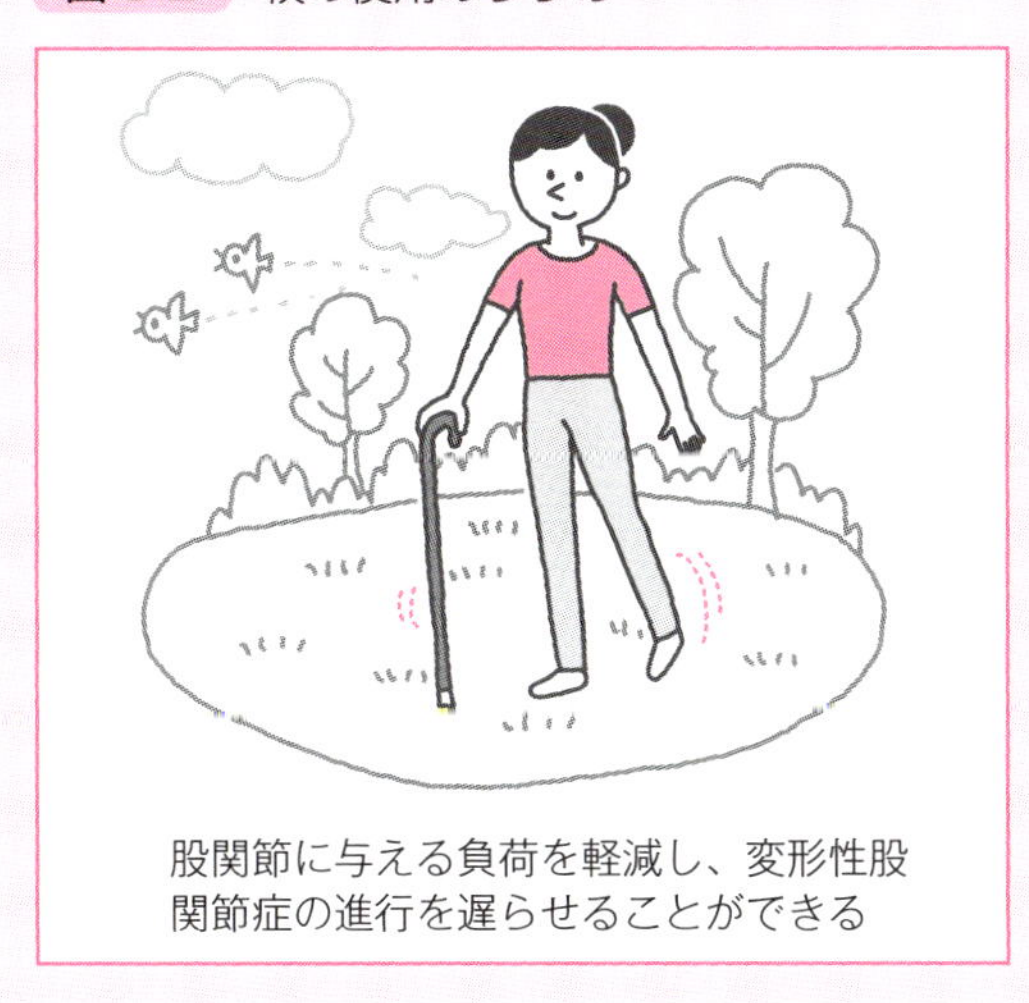

股関節に与える負荷を軽減し、変形性股関節症の進行を遅らせることができる

態がよくなって痛みが取れれば、使わなくてすみます。

いずれは使用しなくてよくなるものなので、明るい未来のためにも積極的に杖を活用するようにしましょう。

股関節に負荷をかけない
日常生活で気をつけたい五つの注意事項

杖の使用と同様、車イスの利用は股関節への負荷を大幅に軽減できます。車イスを利用していた患者さんの場合、ジグリングを続けてたった二〜三ヵ月で顕著な効果が現れた人もいるほどです。

ただ、実際に車イスを日常的に利用するのは簡単なことではありません。そのため、杖を使って歩行時の股関節への負荷を減らしながら、ジグリングで関節軟骨の再生をめざすことをおすすめします。およそ半年ほどで、関節軟骨が徐々に再生して痛みが和らいだ例も数多く見られます。

ある研究論文では、ＣＰＭという持続的に関節を動かす訓練装置によるリハビリを一日八時間行うと関節軟骨の再生が顕著になるという動物実験の結果が報告されてい

図 5-3　日常生活の注意事項

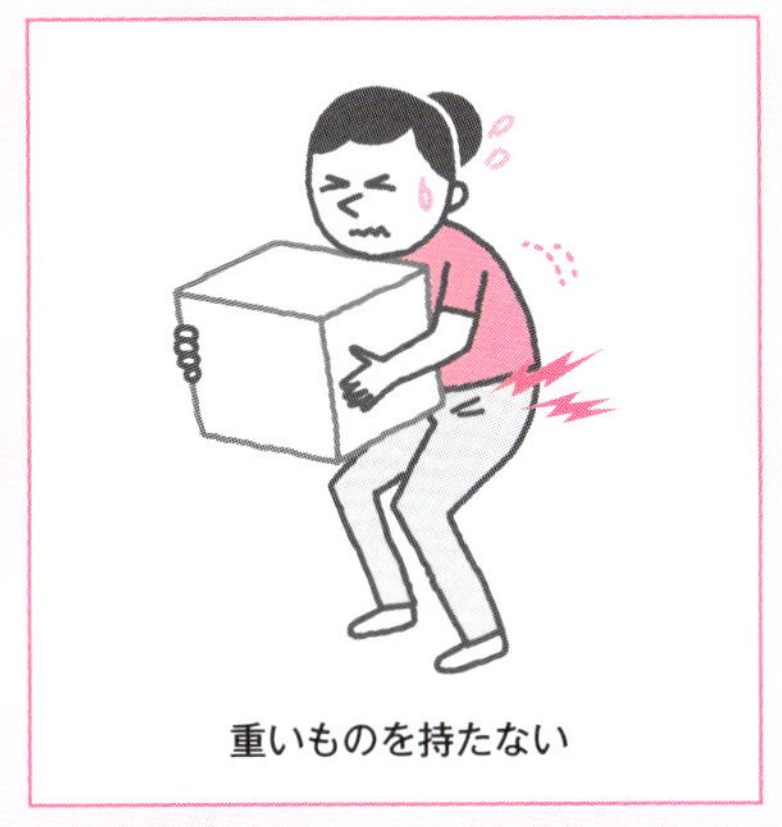

重いものを持たない

図 5-4

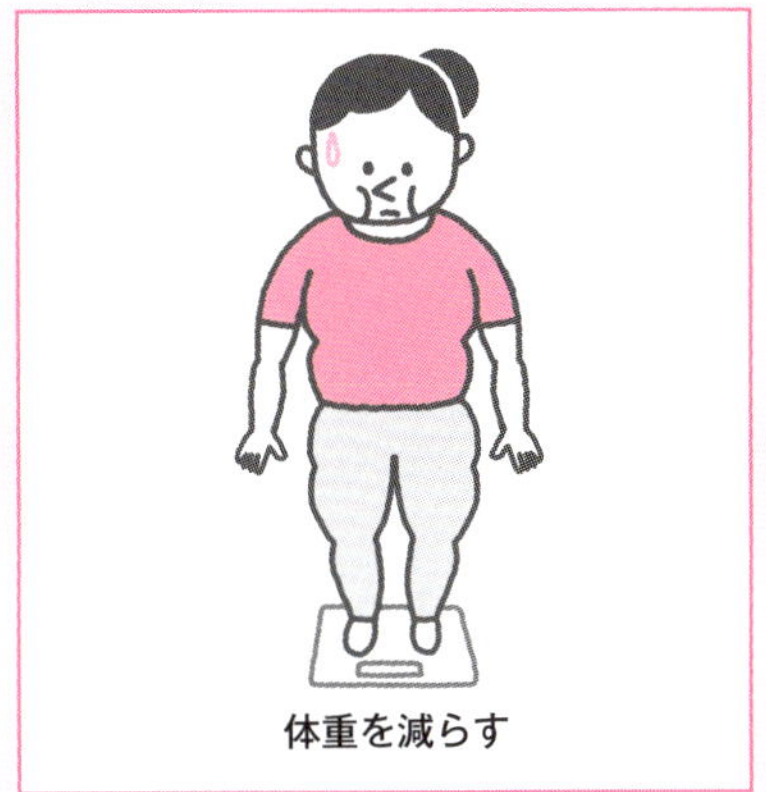

体重を減らす

図 5-5

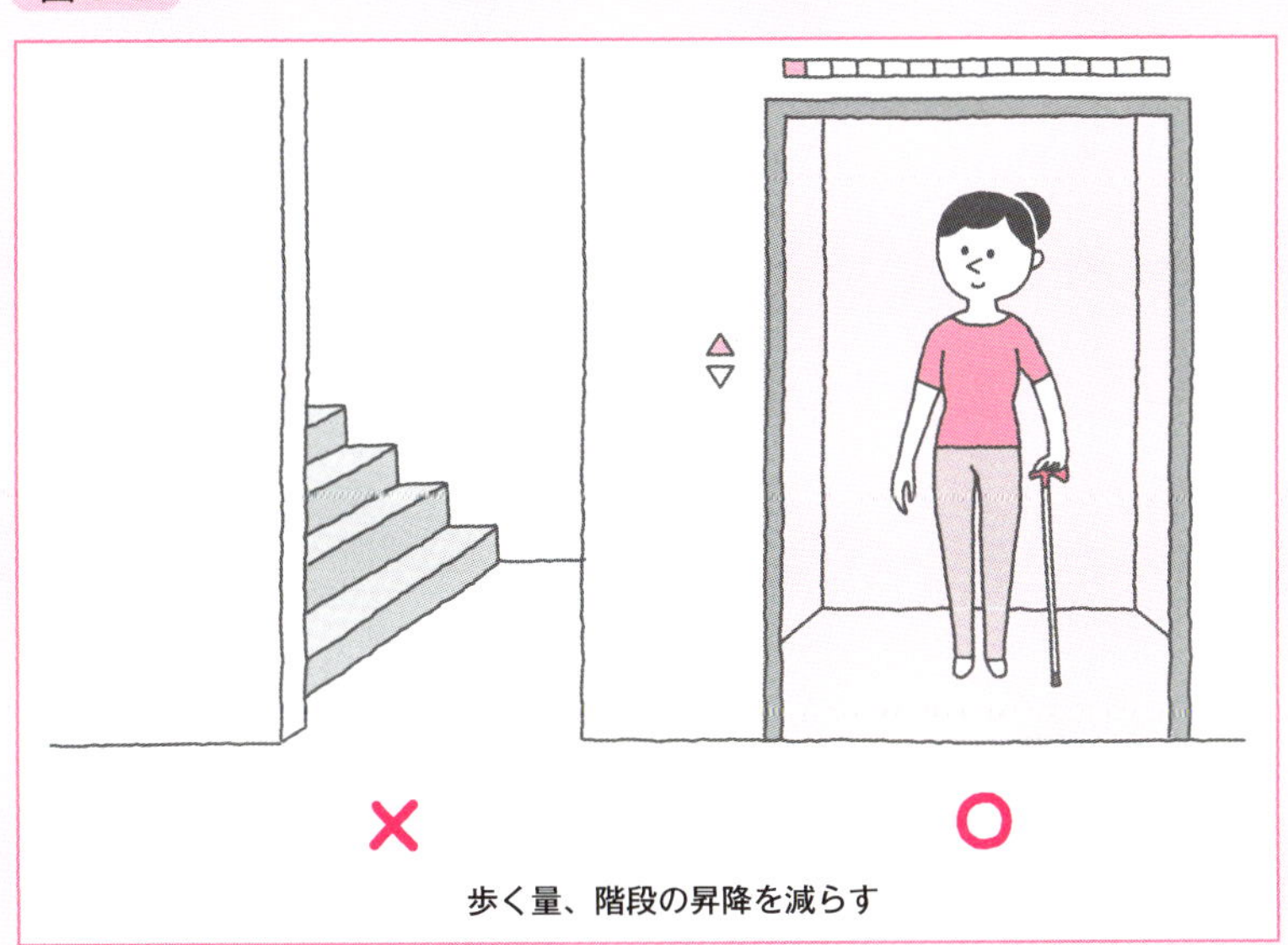

歩く量、階段の昇降を減らす

ます。しかし、一日八時間もジグリングを行わなくてはならないと考えると、それだけでストレスになり、かえって逆効果になってしまいかねません。

いちばん自然なのは、股関節を軽減する日常生活をしながら、ジグリングをクセになるまで継続することです。日常生活で股関節への負荷を少なくする具体的な方法としては、次の五つがあります（図5―3～5）。

①重いものを持たない
②体重を減らす
③歩く量を減らす
④階段の昇降を減らす
⑤走らない（ゆっくり歩く）

杖はどこでどんなものを買えばいい？ 杖を使うことがどうしてもイヤな人はダイエット

杖には、主にT字型杖やロフストランド杖、松葉杖があります。ロフストランド杖

図5-6　杖の種類

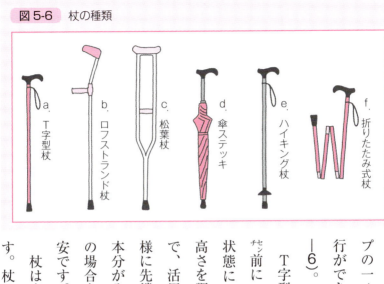

や松葉杖は二ヵ所で体重を支えるため、グリップの一ヵ所で支えるT字型杖よりも安定した歩行ができ、股関節の負荷が軽くなります（図5―6）。

T字型杖の場合、杖先をつま先から外側一五センチ前につけたときにひじが三〇度ぐらい曲がる状態になる長さのものを選びます（図5―7）。高さを調節できる機能がついている杖もあるので、活用してください。松葉杖はT字型杖と同様に先端を地面につけたときにわきの下に指二本分が入るくらいの長さのものを選びます。この場合も、ひじが三〇度曲がる握りの高さが目安です。

杖は痛みのある股関節の反対側の手でつきます。杖は利き手でつくものだと思っている人がいますが、痛みのある股関節と同じ側の手でついたのでは効果はありません。

一般的に使用されるT字型杖には、木製やアルミ製、最近では軽くて丈夫なカーボンファイバー製があります。杖を最初から好んで使用する人は少ないかもしれませんが、変形性股関節症と長くつきあっていくためには必要なものです。杖の種類としては、①必要なときに杖を使用する場合は折りたたみ式の杖、②杖を常に必要とする場合は傘ステッキ（杖を使用してるかがわからない杖）、オシャレな杖、ハイキング杖などがあります。最近はデパートなどに杖のコーナーがあり、いろいろな種類の杖が販売されているようです。

図5-7　T字型杖の長さの目安

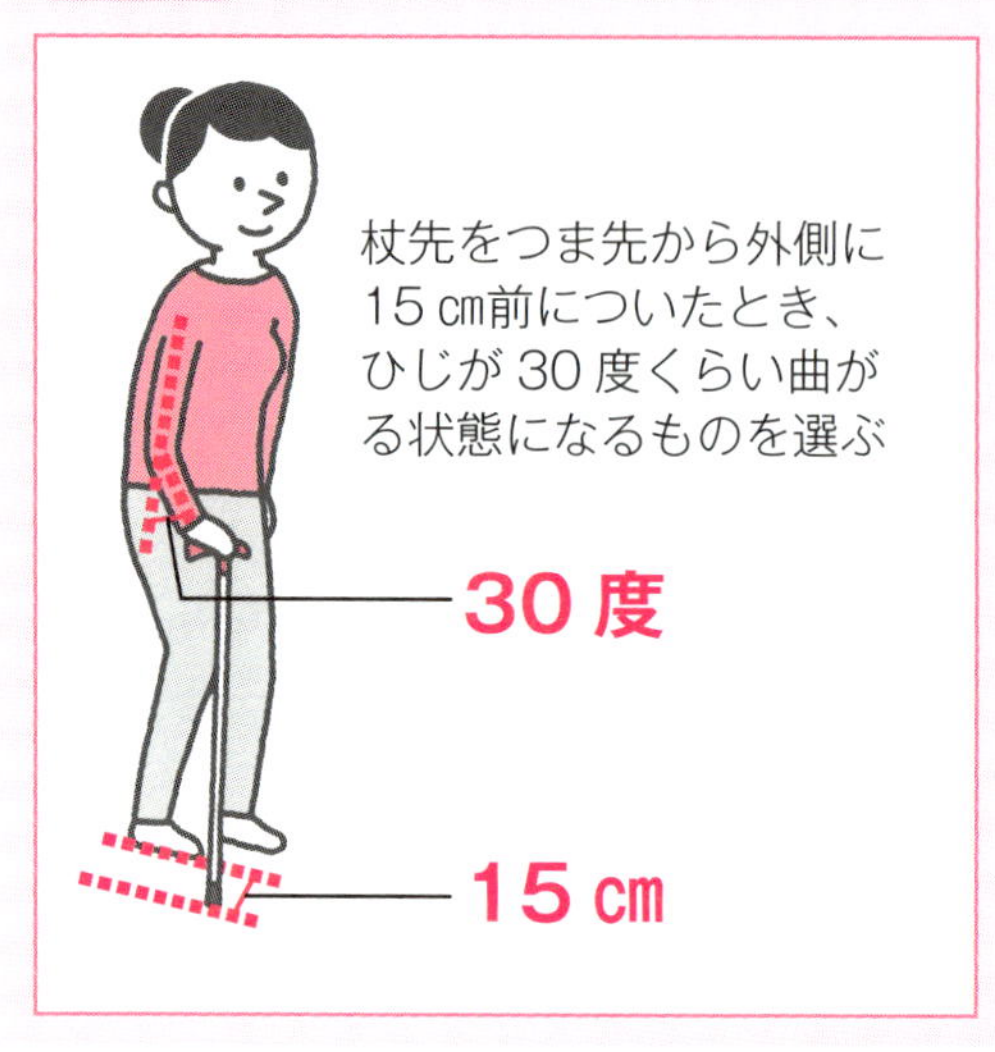

杖先をつま先から外側に
15㎝前についたとき、
ひじが30度くらい曲が
る状態になるものを選ぶ
30度
15㎝

「どうしても杖を使うのはイヤ！」という人には、ダイエットという手段もあります。体重を減らせば、自然と股関節にかかっている負荷は軽減されます。体重が一キロ減ると、片脚立ちした

場合、股関節にかかる力は約三キロ減ります。

例えば、体重五〇キロの人が片脚立ちした場合、股関節には約三・五倍の一七五キロの力が加わりますが、T字型杖を使うと一五五キロに軽減できます。これは体重を六キロ減らしたことと同じことといえるのです。

杖を使用することに抵抗のある人は、六キロのダイエットをめざせばいいのです。仮に六キロも体重が減らなくても、一キロ、二キロ……と体重を減らす努力をすれば、それだけ股関節への負荷は軽減され、症状の改善に役立つでしょう。

同じように体重六〇キロの人は、八キロのダイエットをめざして成功すれば、杖を使っていることと同じになります。ただ、無理なダイエットはかえって害になる恐れがありますので、何事もほどほどが大切です。理想をいえば、ダイエットをして、かつ杖を使うことが最も股関節にはいいのですが……。

筋トレや水泳・水中歩行は禁止！従来の治療法の常識を覆す理由とは？

一般的な変形性股関節症の保存療法には、筋トレや水泳・水中歩行が取り入れられ

図5-8 保存療法中の禁止事項

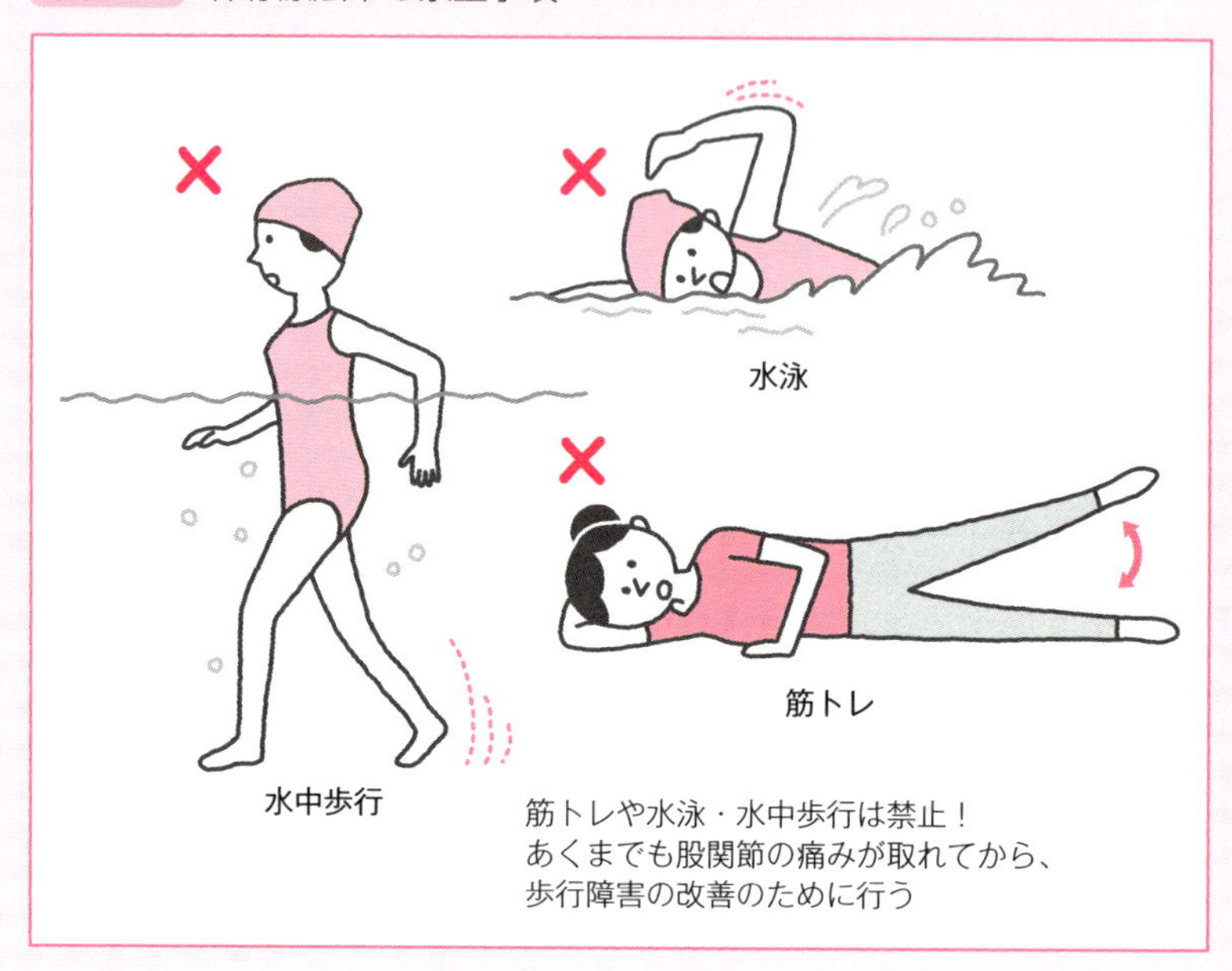
水泳
筋トレ
水中歩行
筋トレや水泳・水中歩行は禁止！
あくまでも股関節の痛みが取れてから、
歩行障害の改善のために行う

ています。しかし、私は患者さんに筋トレや水泳・水中歩行を禁止しています（図5—8）。

筋トレは、股関節の周辺の筋肉を強化するために行うものですが、筋肉を強化しようとする運動は股関節に強い負荷をかけます。筋力を増強しようとすればするほど、股関節にかかる負荷は増えるのです。

実際に、股関節を支える大切な筋肉（外転筋）が付着している骨の部分（大転子）を切離する股関節の温存手術（自骨手術）後、切離した大転子がうまくくっつかずに癒合不全（偽関節）の状態になると、変形性股関節症が劇的に改善した症例を何度も目の当たりにしてきました。筋トレは、あくまでも股関節の痛みが取れてから、歩行障害の改善のために行います。

同様に、水泳や水中歩行は、浮力によって股関節への負荷が軽減できる効果はありますが、水の抵抗力は想像以上です。水の密度は空気の約八〇〇倍もあり、進行方向に対する抵抗力が非常に大きくなります。さらに、水の抵抗は速度の二乗に比例し、速く泳いだり歩いたりするほど大きな抵抗となります。そのため、太ももから後ろのハムストリングス（太もも後ろ側の三つの筋肉）が活発に動いて緊張し、股関節にかかる負荷を増加させてしまいます。

私たちの手術では、ハムストリングスが緊張している場合は、緩めるようにしています。ハムストリングスの緊張を緩めると、変形性股関節症が改善しやすいからです。

温存手術後に開かない股関節のすき間……そこでひらめいたのがジグリングだった

私がなぜジグリングという治療法を思いついたのか……。いままでおおぜいの人に何度も聞かれたことですが、とても重要なことなので、最後にまとめてお話ししたいと思います。

柳川リハビリテーション病院では、変形性股関節症の患者さんで人工関節置換術をどうしても受けたくないという人が、他院からの紹介や柳川リハビリテーション病院のホームページなどを見て、たくさん来院されます。

ほかの病院で「人工関節に置換する以外に治療法はない」といわれたにもかかわらず、柳川リハビリテーション病院で治療を行った結果、人工関節置換術をせずに痛みが取れた患者さんをこれまでに何人も目の当たりにしてきました。柳川リハビリテーション病院での治療の基本となるのが、キアリ手術という温存手術です。

キアリというのはオーストリア・ウィーン大学の整形外科の教授の名前です。そもそも、寛骨臼形成不全のある小児に対して骨盤を横に切ってずらし、新たな寛骨臼を作って寛骨臼形成不全を治すというのが、キアリ手術の始まりです。その後、キアリ手術が成人の寛骨臼形成不全を伴う変形性股関節症にも有効であることが徐々にわかってきました。

しかし当初、キアリ手術は股関節のすき間が残っている（関節軟骨がある）、早期の患者さんにのみ有効と考えられていました。ところが、だんだんと進行期・末期で股関節のすき間がなくなった（関節軟骨がなくなった）人にも有効であることがわかってきたのです。

私たちは、キアリ手術と大腿骨（だいたいこつ）の骨切り術を組み合わせて、股関節のすき間がなくなった進行期・末期の患者さんにも手術をしていますが、手術後に股関節にすき間ができない（関節軟骨ができない）と関節としての機能は改善されません。つまり、関節軟骨をいかに再生させるかが関節を治療するうえで非常に重要になってくるわけです。股関節のすき間がいつまでも開かなければ、治療は失敗です。開いてこない場合にはどうするか……。そこで思いついたのがジグリングだったのです。

「トゥエンティフォー・アワーズ！」忘れられないカナダの整形外科医の言葉

「びんぼうゆすり」は、言葉のイメージやマナーがよくないといった理由から、あまりいい印象を持たない人もいるかもしれません。日本に限った話かどうかを確認するため、外国人にも問い合わせてみると、英語には「びんぼうゆすり」という表現がありません。その代わり「ジグリング」という言葉があるとわかりました。英語圏内では、子どもが脚を振るわせているのを母親が見つけると「ストップ・ユア・ジグリング！」というそうです。これが日本でいう「びんぼうゆすり」にあたるのではないかと考え、「ジグリング」という言葉を学会などでは使っています。

私がジグリングという治療法を思いつくきっかけとなったのは、ＣＰＭ（Continuous Passive Motion）という医療機器でした。ＣＰＭは、モーター付きで曲がったり伸びたりして、速度はゆっくりとしていますが、患者さんが横たわった状態で関節を動かして股関節やひざ関節の屈伸を他動的に行うリハビリ用の器具です。カナダの整形外科医ロバート・ソルター博士によって考案されました（図5—9）。

ソルター博士は、呼吸によって二十四時間休むことなく動きつづける胸郭（きょうかく）の関節（肋骨（ろっこつ）の両端）には変形性関節症が起こらないという事実に気づき、動物実験を行いました。その結果、一九八〇年に関節に負荷をかけない「小刻みな摩擦運動」が関節軟骨の再生を促すことを証明したのです。その後、京都大学でも、二〇〇二年に「ラットの尾骨（びこつ）を切骨して、機械によってその箇所を運動させつづけた結果、四週間後に骨の切断面に関節軟骨細胞が生まれた」という動物実験の結果が報告されています。

図 5-9　CPM（Continuous Passive Motion）

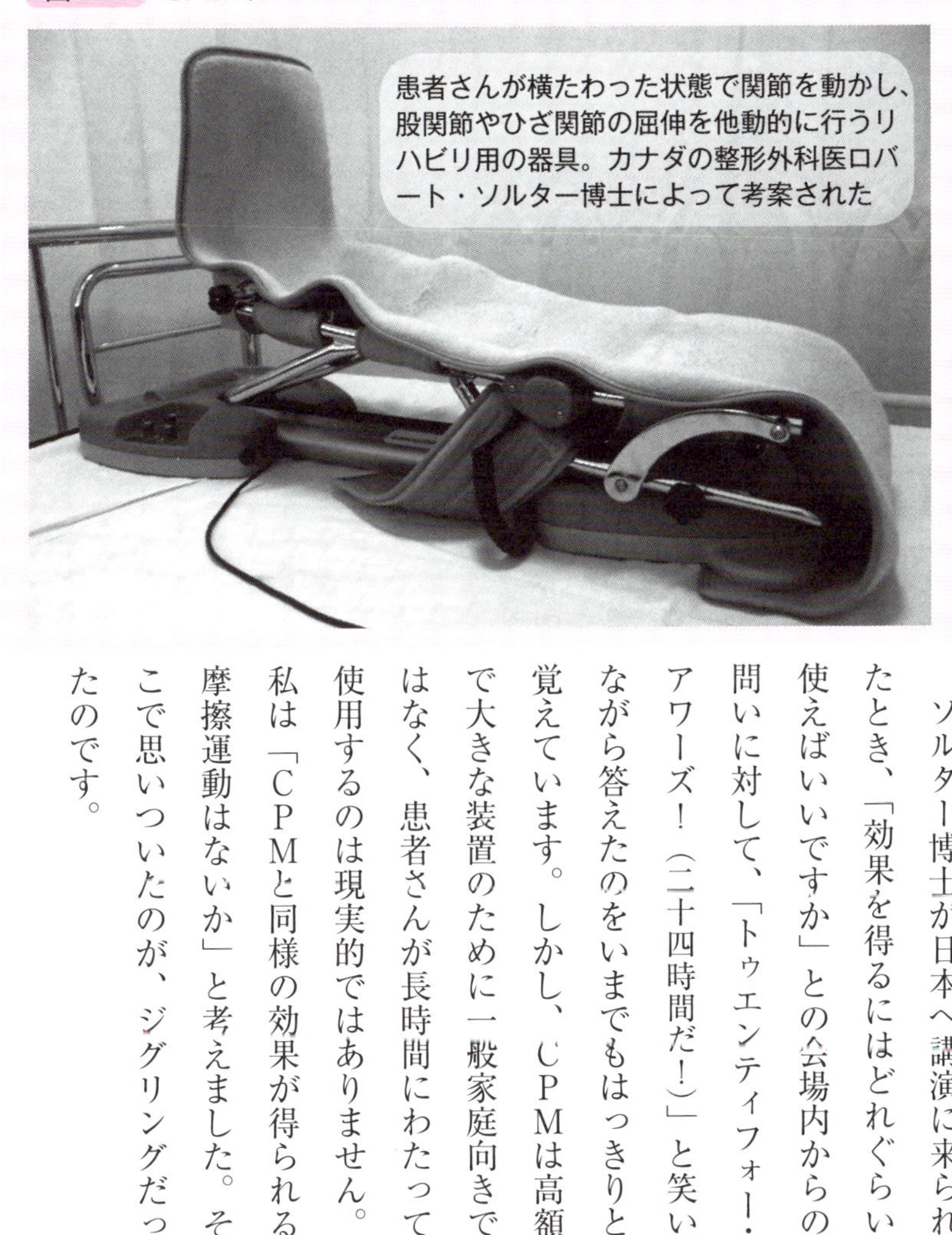
患者さんが横たわった状態で関節を動かし、股関節やひざ関節の屈伸を他動的に行うリハビリ用の器具。カナダの整形外科医ロバート・ソルター博士によって考案された

ソルター博士が日本へ講演に来られたとき、「効果を得るにはどれぐらい使えばいいですか」との会場内からの問いに対して、「トゥエンティフォー・アワーズ！（二十四時間だ！）」と笑いながら答えたのをいまでもはっきりと覚えています。しかし、CPMは高額で大きな装置のために一般家庭向きではなく、患者さんが長時間にわたって使用するのは現実的ではありません。

私は「CPMと同様の効果が得られる摩擦運動はないか」と考えました。そこで思いついたのが、ジグリングだったのです。

ジグリングの改善例第一号は二〇〇二年八月に手術を受けた患者さん

最初にジグリングを患者さんにすすめたのは、二〇〇二年八月二十六日に手術をした末期変形性股関節症患者のIさん（四十九歳・女性）でした。「どうしても人工関節はイヤだ」といってわざわざ北陸地方から来られた患者さんです。そこで、温存手術として大腿骨と骨盤の骨切りの手術を行いました。

図5-10
Iさん（49歳・女性）の改善例

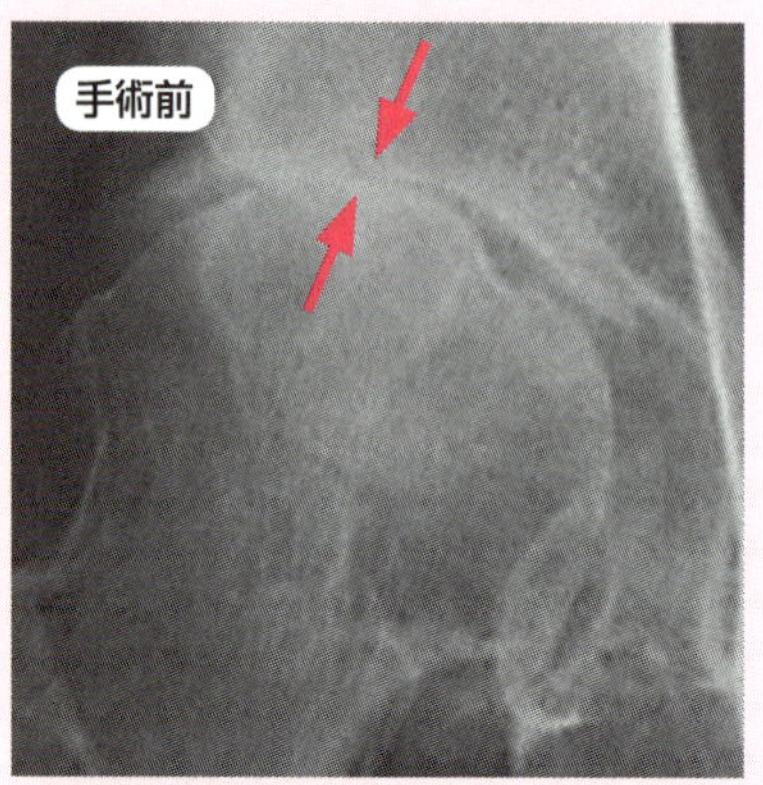

右脚の股関節が末期の変形性股関節症で、股関節のすき間がほとんどなく骨と骨がぶつかった状態になっている

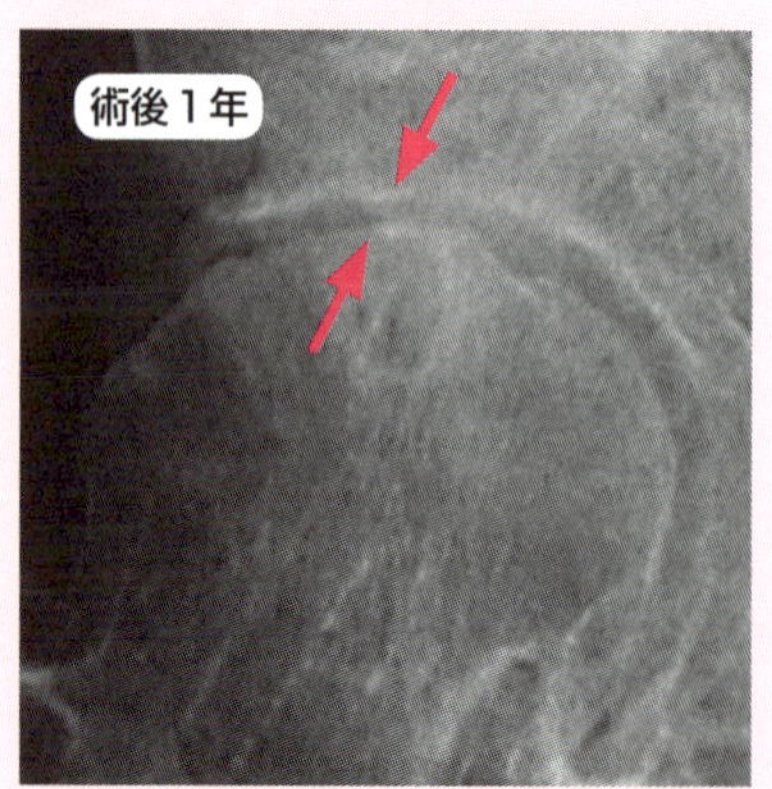

股関節のすき間が十分に開き、痛みも消失した

しかし手術後、股関節のすき間は全然開きませんでした。関節軟骨がまったくできてこない状態だったのです。しばらく様子を見ていましたが、三ヵ月、四ヵ月たってもダメ……。そこで、半信半疑ではありましたが、ジグリングをすすめてみたのです。すぐにすき間が開いた（関節軟骨ができた）というわけではありませんでしたが、その後、徐々にすき間が開き、一年もたつと見事なまでに関節軟骨が再生し、痛みも消失していたのです（図5―10）。これがきっかけとなって、その他の患者さんにもおすすめし、改善した症例がどんどん増えていきました。

ジグリングはどのくらいすればいいのか？クセにしてしまうのが最大のポイント

ジグリングは、日常生活の中ではイスに座った状態でしか行うことができません。ジグリングに加え、私は歩行時に杖を使用することをおすすめしています。

「座っているときは『ジグリング』、歩いているときは『杖』」――こういうと、ほとんどの患者さんは嫌がって杖を使おうとしません。しかし、「この杖は股関節がよくなったら不要になる杖です。病気の間だけ使う杖ですよ」と説得することにしています。一生つく杖ではないのです。「しばらくの間使うだけ、関節軟骨がきちんとできたら外しましょう」というと、多くの人は納得されるようです（図5—11）。

私たちの柳川リハビリテーション病院は、「変形性股関節症に対する保存療法」という報告を、二〇〇五年二月二十日に開催された日本リハビリテーション医学会九州地方会で発表しました。これが「ジグリング」という言葉が日本医学の文献上に現れた最初の出来事です。二〇〇五年の「日本リハビリテーション医学会誌」に記録されています。

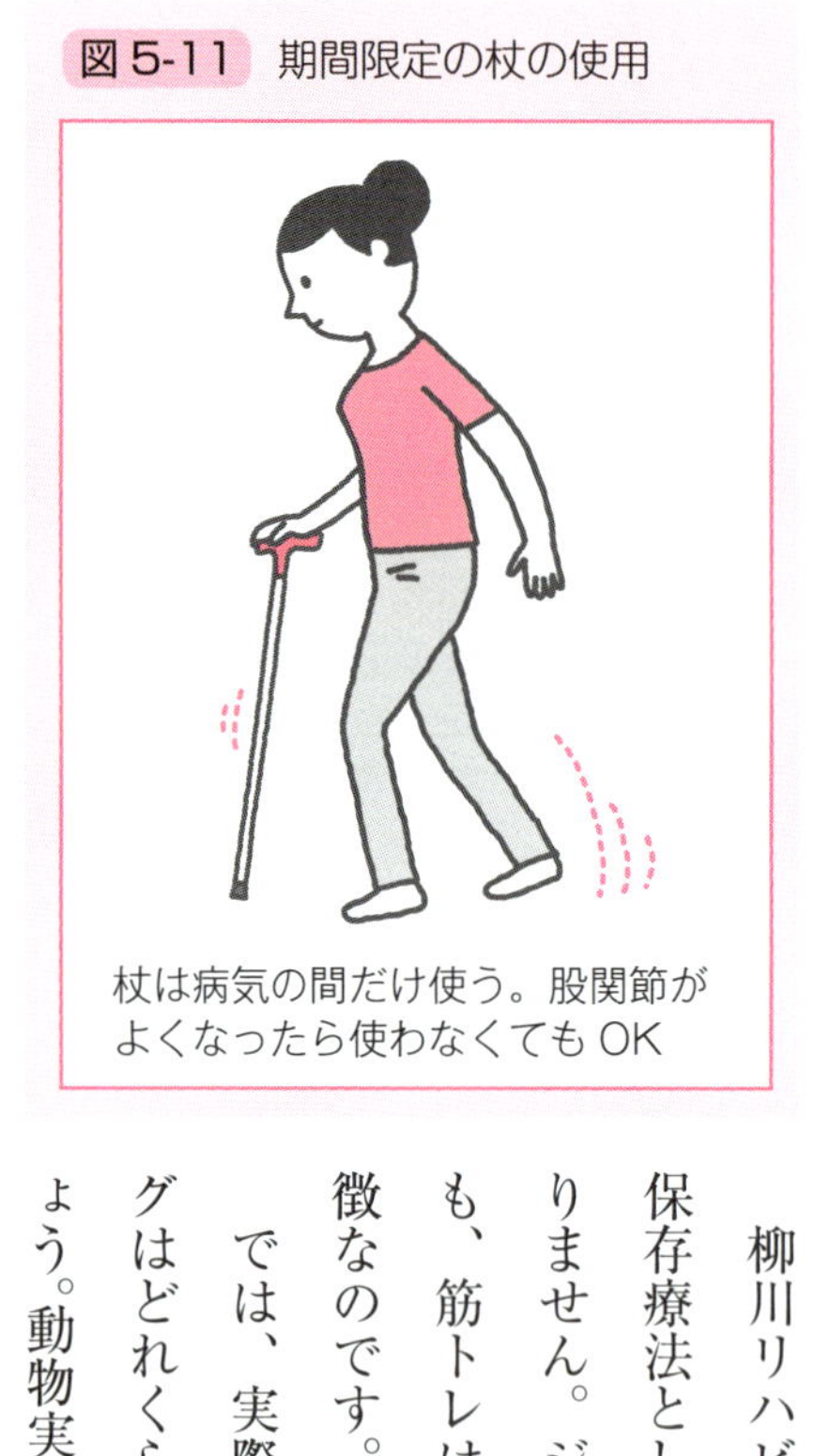
図5-11　期間限定の杖の使用

杖は病気の間だけ使う。股関節がよくなったら使わなくてもOK

柳川リハビリテーション病院では、保存療法としての筋トレは行っておりません。ジグリングは行うけれども、筋トレはしないということが特徴なのです。

では、実際問題として、ジグリングはどれくらい続ければいいのでしょう。動物実験の結果を見ると、「動かす時間が多くなればなるほど、関節軟骨の再生は旺盛（おうせい）」という報告があります。また、八時間を境に有効性がかなり高まるという研究結果も報告されています。しかし、これはあくまでもＣＰＭの使用時間です。

動きの回数を問題にするのであれば、ジグリングはＣＰＭと比べて半分以下の時間で十分効果が期待できます。長く行えば行うほど効果があるということで、ジグリングがクセになってしまうと、長い時間行うことも苦ではなくなるかもしれませんし、疲れるということもないでしょう。

ただし、ジグリングを長時間にわたって意識的に行うと、疲れて毎日続けることが難しくなるかもしれません。その点、器械を使うと、疲れるということはまずありません。細切れ時間を活用して、短時間のセット回数を数多くこなすといいでしょう。ただ、痛みが悪化した場合などはすぐに中止してください。くれぐれも無理は禁物です。

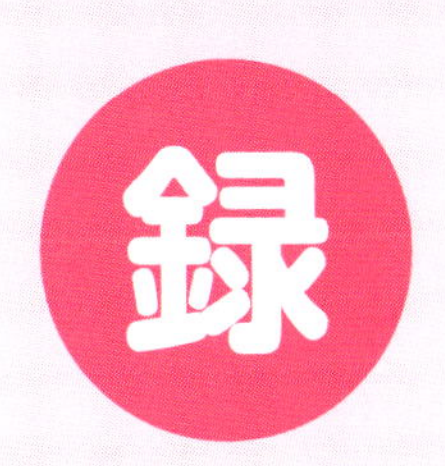

変形性股関節症に関する「Q＆A」

股関節専門医の探し方から、日常生活の注意点、手術の要・不要まで

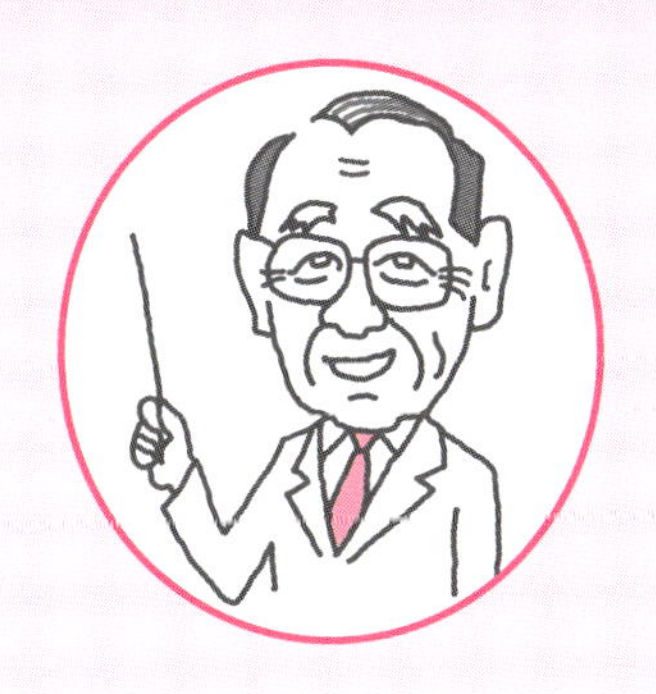

「診察にはどんな服装で行ったらいい？」「日常生活の中で、これだけはやってはいけないのはどんなこと？」「手術は絶対にしないとダメ？」など、よくある疑問にお答えします

股関節疾患、外来受診に関する質問

Q1：股関節の専門医ってどうやって探せばいい？

Ａ——股関節は、整形外科の中でも、比較的専門医の多い分野です。最初に受診する病院が大きな病院なら、そこにいることも多いでしょう。そうでなくても、紹介を受けることが可能です。

Q2：X線（レントゲン）写真は何枚撮っても体に悪くない？

Ａ——ふつうの検査なら、特に問題ありません。股関節の検査で使用されるX線量はごくわずかです。例えば、妊娠中の女性が股関節のX線撮影を受けた場合、胎児に影響が出るのは四〇枚以上連続して撮影したとき、女性がX線にあたって不妊になるのは連続一六五〇枚以上撮影したときといわれています。

Q3：診察にはどんな服装で行ったらいい？

A――脚が動く範囲を測るので、ズボンのほうが望ましいでしょう。X線写真を撮る場合は、スカートのほうが無難ですが、ズボンの場合でも別のものにはきかえるか、太ももくらいまでずらして撮影すればいいので大丈夫です。

Q4：股関節の異常で病院を受診すると、どんな検査を受ける？

A――診察時に受ける最初の検査は、X線検査です。多くの場合はそれのみです。X線写真で疑問がある場合、CTスキャン（コンピューター断層撮影装置）やMRI（磁気共鳴断層撮影装置）の検査、血液検査を受けることになります。

Q5：X線検査では末期と診断されたけれど、痛みがないのはどうして？

A――ふつうはありえないことです。ただ、末期で股関節の動きが極端に悪くなってくると、痛みが軽減することがあります。

Q6：両側の変形性股関節症で、X線写真で軟骨が多く残っている脚のほうが痛みが強い。そういうことってよくある？

Ⓐ――多くはないですが、ときどきそのような患者さんが見られます。ただ、「最近六ヵ月の痛みを合計したらどちらが痛いですか？」と質問すると、ふつうはX線写真で状態が悪い脚のほうが痛いと答えると思います。

Q7：骨に穴があいているといわれたけれど、そのままにしておいたらどうなる？

Ⓐ――つぶれてくることがあります。しかし、穴があいているから治療はこうするといった単純なものではありません。

Q8：骨粗鬆症と診断されたけれど、股関節に何か影響はある？

Ⓐ――影響は皆無ではありませんが、別の疾患と考えて取り立てて問題にすることはありません。

Q9：変形性股関節症は遺伝する？

A——変形性股関節症の原因疾患となる寛骨臼形成不全や発育性股関節形成不全（脱臼）が家族内で発生することは多く、変形性股関節症は遺伝するといえます。股関節に異常のある女性が出産した場合、生後三～六ヵ月の間に股関節脱臼の検診を受けるといいでしょう。

手術以外の治療（保存治療）に関する質問

Q10：ダイエットにはどのような効果が期待できる？

A——体重が一キロ増えると、ふつうの歩行スピードで股関節にかかる力は約四・八キロ増えます。「ダイエットは股関節にかかる力を減らす」という観点から、かなり大きな効果が期待できるといえます。

Q11：「重いものを持たないように」といわれたけれど、「重いもの」ってどれくらいの重さ？

Ａ――重いものを持つということは、体重増加と同じことです。いくら以下がよくて、いくら以上が悪いという問題ではありませんが、それを持つことによって痛みを感じるようであれば、それはその人にとって重すぎるということになります。

Q12：ひざにはヒアルロン酸注射があるけれど、股関節にはない？

Ａ――ひざ関節に用いるのと同じものが注入されることはあります。ただ、股関節はひざ関節のようにヒアルロン酸注射の注入が簡単ではないので、一般的には用いられていません。

Q13：運動（スポーツ）はまったく行ってはいけない？

Ａ――変形性股関節症の患者さんは、スポーツをまったくしてはいけないわけではありません。手術を受けていない患者さんと、手術後の患者さんでは異なりますし、その人の人生哲学・生活信条によっても異なります。

手術前の場合、鎮痛剤を服用してスポーツを続ければ、変形性股関節症は確実に進行します。しかし、その患者さんが「悪くなってもいい、とことんやりたいことをやって動けなくなってから治療を考える」といえば、それを止めることはできません。

手術後の場合、手術が人工関節置換術であれば、手術後数年間は痛みを覚えることなくほとんどのスポーツをすることができます。しかし、スポーツの種類によって年月に長短はあるでしょうが、人工関節は破綻(はたん)します。

関節温存手術の術後の場合、変形性股関節症の治り方にもよりますが、進行期・末期になってから手術を受けた人は股関節の機能維持のため、スポーツはあきらめたほうがいいでしょう。

Q14 自転車は乗ってもいい?

Ⓐ――変形性股関節症は特に自転車に乗ることが悪い病気ではありません。ただ、坂道の多いところでは上りが問題になります。あくまでも、痛みのない範囲内で乗ってください。

Q15：薬で治すことができる?

Ⓐ――変形性股関節症は薬で治すことができない病気です。日本人の変形性股関節症は形状の異常（寛骨臼形成不全など）が原因で起こっています。薬で股関節の形状を変えることはできません。

Q16：階段の昇りと降りではどちらがより負担になる?

Ⓐ――大きい差ではありませんが、どちらのほうの負担が大きいかというと、昇るときのほうが悪いほうの脚にかかる負担が大きくなります。片側の股関節が悪いとき、階段を昇るときはよいほうの脚を、降りるときは悪いほうの脚を先に出すほうがらくです。

Q17：立ち仕事で股関節の負担を軽くする方法はある?

Ⓐ――杖がつけない、背の高いイスに腰をのせることもできないとなれば、負担を軽くするのはなかなか難しいものです。仕事以外の日常生活で杖をつく、ダイエットを心がけるなどの必要があります。

Q18：日常生活の中で、これだけはやってはいけないのはどんなこと？

Ⓐ——やってはいけないのは、痛みを伴う動作を続けること、鎮痛剤を服用して痛みをなくして動くことです。変形性股関節症を進行させてしまうからです。

手術に関する質問

Q19：手術は絶対にしないとダメ？

Ⓐ——変形性股関節症は生命にかかわる病気ではないので、絶対に手術をしないといけない病気ではありません。また、本書でご紹介したジグリング（びんぼうゆすり）で、手術を回避できる患者さんがいることがわかってきました。

Q20：手術をしたら完全に痛みは取れる？

Ⓐ——臨床医学というのは「不確実性の科学」とか「％の科学」といわれるように「完

全に取れますか?」という質問には非常に答えにくいのですが、その点をご理解いただいたうえで答えますと、人工関節置換術後は、長期的には問題がありますが、短期的にはほぼ全例で痛みは取れます。関節温存手術の場合、手術を受ける患者さんの年齢、進行の程度、股関節の形状などによってまちまちですので、一概にそのパーセンテージをいうことはできません。それぞれ手術を受けられる病院で質問されるといいでしょう。

Q21:手術は全身麻酔?

Ⓐ――病院によって異なります。下半身の手術ですから、下半身のみ麻酔をすることが多いですが、全身麻酔を希望される方はその旨を申し出られるといいと思います。

Q22:入院期間はどれくらいかかる?

Ⓐ――同じ手術でも病院によってまちまちです。人工関節では二~三週間の入院のところもあるでしょうし、一~二ヵ月間の入院というところもあるでしょう。温存手術(自骨手術)の場合は、手術の内容によって異なりますが、長期入院のケースでは三

〜五ヵ月間ぐらいの入院のところが多いようです。

Q23：手術後にやってはいけないことはある？

Ⓐ――それぞれの手術でやってはいけないことがあります。人工関節置換術後に最も注意を払うのは「脱臼の予防」です。関節温存手術の場合、「痛みを伴うことはしない」という原則を守ることが大切です。

Q24：寛骨臼回転骨切り術（かんこつきゅうかいてんこつきりじゅつ）（RAO（ラオ））とキアリ手術の違いは何？

Ⓐ――RAOもキアリ手術も、変形性股関節症に対する関節温存手術（自骨手術）で、ともに高度な技術を必要とします。しかし、それぞれ効果を発揮する対象が異なります。

RAOは、変形性股関節症が前期・初期で、寛骨臼形成不全がそれほどひどくなく、大腿骨頭（だいたいこっとう）が円形である例に有効です。新たに形成された寛骨臼の表面に、もともとの硝子軟骨（しょうしなんこつ）（正常の関節軟骨）が存在することが大きな利点です。

キアリ手術は、RAOでは対応できない進行期・末期例に有効です。新しく形成される寛骨臼の表面は骨組織そのものですが、骨頭との間に介在する関節包（かんせつほう）が軟骨（線（せん）

維軟骨（い）に変化します。

両方の手術に適応があると判断された場合には、キアリ手術よりＲＡＯを選んだほうがいいと思います。ＲＡＯに適応があるような形状の股関節（円形骨頭）に対するキアリ手術の成績は決してよくないからです。

Ｑ25：手術後はどれくらいベッドに寝たきりになる？

Ａ——手術によって異なりますし、同じ手術でも病院によって異なります。私たちの病院の例では、人工関節置換術、関節温存手術ともに手術の翌日には車イスに移っていただきます。

Ｑ26：自骨手術を受けて痛みが再発してきた場合、人工関節以外に治療法はある？

Ａ——一般的に、自骨手術後に再び関節症の症状が進行すれば、人工関節置換術もやむをえないといわれていますが、ときにジグリングやキアリ手術によって救済できる患者さんがいることがわかってきました。

Q27：若い年代での人工関節の手術はどうしてさけたほうがいいの？

Ⓐ――人工関節置換術というのは「一度の手術で生涯大丈夫」という手術ではないからです。すなわち、耐用年数があるため、再置換術の可能性が否めません。

Q28：手術のときに使用された金属（ネジやプレートなど）は取り除く必要がある？

Ⓐ――小児の場合は取り除いたほうがいいですが、成人の場合には放置してもいいと思います。ただ、数年経ってから痛みの原因になるもの、取り除くことのできない材質のものもありますので、担当の医師にご相談ください。

◎社会保障・費用に関する質問

Q29：身体障害者手帳は取得できる？

Ⓐ――以前は進行期・末期で人工関節置換術を受ける方は取得できることが多かったのですが、人工関節の性能がよくなったこともあって、最近は取得が難しくなってい

ます。一度、担当の医師にご相談してみてください。

Q30：手術を受けるとどのくらいの費用がかかる？

Ⓐ——入院費は月単位の請求になりますので、月の初めに入院して手術を受けたケースの概算をご紹介しましょう（二〇一七年度現在、医療費は三割負担、食費は別途三万円）。

【人工関節置換術】

●高額療養費制度を利用した場合：約一〇万円
●高額療養費制度を利用しない場合：約七〇万円

【温存手術（自骨手術）——初めの一ヵ月間】

●高額療養費制度を利用した場合：約一〇万円
●高額療養費制度を利用しない場合：約六〇万円

※ただし、手術内容によって差があります。

【温存手術（自骨手術）――二ヵ月目以降（入院＋リハビリ）】
- 高額療養費制度を利用した場合：約九万円
- 高額療養費制度を利用しない場合：約二五万円

高額療養費制度とは？

高額療養費制度は、健康保険の自己負担額のうち一定額を超えたぶんについては還付される、という制度です。限度額は医療費の総額および所得額によって差がありますが、入院前に申請して限度額適用認定書を取得しておくと、病院の窓口での支払額が限度額になります。限度額適用認定書を取得していない場合は、いったん全額を立て替えて支払い、後で申請することになります。

あとがき ―― ジグリングを世界中の変形性股関節症患者さんのために

私は医療に携わる者として「最高の医療は予防医学である」と考えています。その次に望ましいのが非侵襲的に自然治癒に導く医療。非侵襲とは、手術や薬剤で身体を傷つけないという意味です。そして、その次に再生医療があります。一般に行われる医療は、ほとんどが人体の自然治癒力を利用した再生医療です。そして、最終的に「どうしても治せない」というとき、移植医療があります。

診察を受けに来られる患者さんは、すでに何らかの症状を訴えているため、医師としてできる最善の医療行為は、非侵襲的に自然治癒に導く医療ということになります。これは非常に難しいことではありますが、これまでの経験と観察から変形性股関節症の患者さんに対するジグリング（びんぼうゆすり）の適用には十分な効果が現れています。

しかし、患者さんにとって最善な治療法であるはずのジグリングという保存療法を積極的に治療に取り入れている医療機関は、現在のところ全国的に見ても決して多いとはいえません。そこで、ジグリングの学術的な検証をさらに進め、ジグリングという保存療法の普及を図るため、二〇一六年三月に、よき友人であり、またよき理解者でもある全国有数の著名な股関節専門の医師らとともに研究会を立ち上げました。

ジグリング研究会として複数の施設でさまざまな角度からジグリングの効用を検証し、少しでも患者さんの肉体的・精神的、そして経済的な負担を軽くできる保存療法を確立できればと心より願っています。また、ジグリング研究会の成果を日本から世界へ発信し、世界中の同じ疾患で苦しむ患者さんの治療に役立てることができれば、医師としてこれほど幸せなことはありません。

以前、ジグリングという治療法について、取材に訪れたある民放テレビ局のディレクターから「どうしてジグリングを変形性股関節症（へんけいせいこかんせつしょう）の治療に取り入れたのですか？」と聞かれました。いままでＮＨＫの「ためしてガッテン」など、さまざまなメディアから取材を受けましたが、すべて同様の質問を受け、そのたびに「ひらめきです」と答えました。しかし、その言葉がテレビに流れたり、記事に書かれたりしたことは一度もありませんでした。

発明王エジソンの名言にならえば、「新しい発明・発見は、九九％の努力と一％のインスピレーションの結果である」といえるでしょう。努力を積み重ねただけでは、なかなか新しい局面への展開は得られません。偶然がもたらす幸運を招き寄せる能力のことを英語でセレンディピティといいますが、セレンディピティを発揮するためには、大胆な「発想の逆転」ともいうべき「ひらめき」が必要になってくるのです。

ジグリングの発端になったのは、ソルター博士のＣＰＭです。ＣＰＭが世に出るより以前は、関節内の損傷（関節軟骨の骨折など）の治療は、ギプスなどで固定して安静を保たせることが医学の常識でした。ソルター博士は、呼吸によって二十四時間小刻みに動きつづける胸郭（きょうかく）の関節（肋骨（ろっこつ）の両端）に変形性関節症がないことから「関節を小刻みに動かしつづけると関節軟骨が再生されるのではないか」と考えるに至りました。その疑問から一連の研究が始まり、ＣＰＭが生み出されたのです。それまでの常識を覆す「発想の逆転」です。

私は、変形性股関節症の保存療法にジグリングをすすめると同時に、筋トレの禁止を指示しています。変形性股関節症に筋トレというのは長年の整形外科の常識でしたが、進行期・末期の患者さんに対するキアリ手術の後、股関節を支える大切な筋肉

（外転筋）の付着している骨の部分（大転子）がうまくくっつかずに癒合不全で緩んだ状態になると変形性股関節症が劇的に改善する例が見られることから、「変形性股関節症の治療で外転筋を鍛える筋トレは常識のウソだ」と気づかされたのです。世の中にはあちこちに「常識のウソ」が転がっているかもしれません。

「変形性股関節症の保存療法で筋トレを行わない」という私の治療方針は、従来の常識を覆す一八〇度の発想の転換だったと思います。ジグリングを保存療法に採用したときは、一八〇度、九〇度とまではいかなくても、六〇度ぐらいの発想の転換があったのではないかと自負しています。これからも多くの変形性股関節症患者さんの症状改善に役立てればと願っています。

成人の変形性股関節症に対するキアリ手術は、私たちのグループがウィーン大学のキアリ教授のグループを抜いて、症例数で世界一位になったようです。柳川リハビリテーション病院におけるジグリングがテレビで紹介された結果、全国津々浦々から手術を受けたくない患者さんが保存療法としてのジグリングに希望を持って受診されるケースも増えています。

柳川リハビリテーション病院では、今後も、少なくとも青年期・壮年期の患者さんに対しては、できるだけ人工関節置換術をさける努力を続けていきたいと思っています。疑問・質問のある人は、どうぞ柳川リハビリテーション病院のホームページを通してメールを送ってください。

井上明生

※二〇一九年一月二十七日未明、井上明生先生が亡くなられました。享年八十四。井上明生先生逝去の報に接し、生前の偉大な功績を偲び、心から冥福をお祈り申し上げます。なお、本書は取材・刊行当時の時代背景を鑑み、本文中の所属・肩書きなどを原著初版刊行時のままとしています。

増刷にあたって

「面白い治療法思いついたんで、今度学会で発表してほしいんやけど」

「はい、なんでしょう?」

「貧乏ゆすりや」

「はっ? 貧乏ゆすりですか?」

「これで変股症(へんこしょう)(変形性股関節症の略称)の患者さんの軟骨を再生させるんや」

井上明生先生との貧乏ゆすり療法の旅は、十七年前のこの会話から始まりました。最初の学会での反応はいまでも忘れられません。「そんな人をバカにしたような治療けしからん」「そもそも名称がよくない」「エビデンスを出せ」……。ソルター博士のCPMの論文をもとに理論を構築し、治療プロトコールの作成をはじめ、貧乏ゆすり用の機械を開発して、名称も「ジグリング」と和製英語にしました。その結果、徐々に全国の整形外科医の賛同を得て研究会を発足し、多施設共同研究も開始しました。

お亡くなりになる一週間前、井上先生は私におっしゃいました。「何とか海外の雑誌に出したいもんやね」——それも今年実現しました。この治療が世界中の変股症に悩む人々の救いの一つになることを願ってやみません。

二〇二一年八月吉日

広松聖夫

［中国エリア］

川崎医科大学附属病院　整形外科
担当医：三谷 茂（みたに・しげる）先生
〒 701-0192　岡山県倉敷市松島 577　☎ 086-462-1111
http://www.kawasaki-m.ac.jp/hospital/

島根大学医学部附属病院　リハビリテーション科
担当医：馬庭壯吉（まにわ・そうきち）先生
〒 693-8501　島根県出雲市塩冶町 89-1　☎ 0853-23-2111
http://www.med.shimane-u.ac.jp/hospital/

［九州エリア］

久留米大学医療センター　整形外科・関節外科センター
担当医：大川孝浩（おおかわ・たかひろ）先生、久米慎一郎（くめ・しんいちろう）先生、原口敏昭（はらぐち・としあき）先生
〒 839-0863　福岡県久留米市国分町 155-1　☎ 0942-22-6111
※外来予約方法：上記の病院代表にお電話の上、整形外科外来を呼び出し、「股関節ジグリング治療」で予約してください。
http://iryo.kurume-u.ac.jp/

【ジグリング研究会の関連病医院一覧】

（順不同）

［関東エリア］

神奈川リハビリテーション病院　整形外科
担当医：杉山 肇（すぎやま・はじめ）先生
〒 243-0121　神奈川県厚木市七沢 516　☎ 046-249-2503
http://www.kanariha-hp.kanagawa-rehab.or.jp/

順天堂大学医学部附属順天堂医院　整形外科・スポーツ診療科
担当医：馬場智規（ばば・とものり）先生
〒 113-8431　東京都文京区本郷 3-1-3　☎ 03-3813-3111
http://www.juntendo.ac.jp/hospital/clinic/seikei/

筑波大学附属病院　整形外科
担当医：三島 初（みしま・はじめ）先生
〒 305-8575　茨城県つくば市天王台 1-1-1　☎ 029-853-3219
http://tsukuba-seikei.jp/

［近畿エリア］

市立ひらかた病院　整形外科
担当医：大原英嗣（おおはら・ひでつぐ）先生
〒 573-1013　大阪府枚方市禁野本町 2-14-1　☎ 072-847-2821
http://hirakatacity-hp.osaka.jp/

みどりヶ丘病院　整形外科
担当医：山添勝一（やまぞえ・しょういち）先生
〒 569-1121　大阪府高槻市真上町 3-13-1　☎ 072-681-5717
http://www.midorigaoka.or.jp/

装丁——川原田良一

装画・本文イラスト——椛 澤 隆 志

【著者略歴】

井上明生（いのうえ・あきお）
久留米大学名誉教授。1935年、奈良県生まれ。1961年、大阪大学医学部卒業。大阪大学医学部整形外科助教授、久留米大学医学部整形外科教授を歴任。2001年、柳川リハビリテーション病院院長、2011年、同病院名誉院長。2016年より柳川療育センター特別顧問を兼務。日本整形外科学会・日本股関節学会・西日本整形災害外科学会の名誉会員。著書に『変形性股関節症は自分の骨で治そう！』（メディカ出版）など。

広松聖夫（ひろまつ・まさお）
八代敬仁病院理事長補佐。1963年、福岡県生まれ。1989年、東京慈恵会医科大学卒業。同年、久留米大学医学部整形外科学教室入局。2004年、柳川リハビリテーション病院リハビリテーション科部長。2019年より現職。日本リハビリテーション医学会指導医（専門医）、日本整形外科学会専門医、日本リウマチ学会指導医（専門医）。

ジグリング研究会のホームページ「ジグリング.info」
http://jiggling.info/

人工股関節にちょっと待った！
「びんぼうゆすり」で変形性股関節症は治る！
脚を小刻みに動かすだけで股関節の激痛が消えて軟骨が再生した例が続出

2017年 3月13日初版第1刷発行
2021年10月 8日　　第4刷発行

著者　井上明生、広松聖夫
発行人　稲瀬治夫
発行所　株式会社エイチアンドアイ
〒101－0047　東京都千代田区内神田2-12-6 内神田OSビル3F
電話 03-3255-5291（代表）　Fax 03-5296-7516
URL http://www.h-and-i.co.jp/
編集　株式会社いちばん社
図版･DTP　野澤敏夫
印刷･製本　中央精版印刷株式会社

乱丁本・落丁本は小社にてお取り替えいたします。

ISBN978-4-908110-05-4 ￥1000E